Véronique Marby

L'Accompagnement de soi, grâce au SOI

AF153326

Véronique Marby

L'Accompagnement de soi, grâce au SOI

Avancer Ensemble, main dans la main, pour retrouver l'Harmonie & Savourer la Vie

Experts

Imprint

Any brand names and product names mentioned in this book are subject to trademark, brand or patent protection and are trademarks or registered trademarks of their respective holders. The use of brand names, product names, common names, trade names, product descriptions etc. even without a particular marking in this work is in no way to be construed to mean that such names may be regarded as unrestricted in respect of trademark and brand protection legislation and could thus be used by anyone.

Cover image: www.ingimage.com

Publisher:
Éditions Vie
is a trademark of
Dodo Books Indian Ocean Ltd. and OmniScriptum S.R.L publishing group

120 High Road, East Finchley, London, N2 9ED, United Kingdom
Str. Armeneasca 28/1, office 1, Chisinau MD-2012, Republic of Moldova, Europe
Managing Directors: Ieva Konstantinova, Victoria Ursu
info@omniscriptum.com

Printed at: see last page
ISBN: 978-3-639-62734-3

Replongez au Cœur de votre Humanité Profonde, grâce à la Reconnaissance de ce que Vous Êtes.

Véronique Marby
www.etre-et-lumiere.com
www.etre-et-lumiere.forumprod.com

PREFACE

Lorsque j'ai reçu la proposition d'écrire ce livre, j'ai été profondément touchée et émue par cette belle opportunité, qui s'offrait à moi.

Comme vous vous en doutez, j'ai très vite accepté à bras ouverts, de me lancer dans cette nouvelle aventure. J'étais cependant, consciente, qu'en moi, pointait progressivement, une inquiétude qui était : « Vais-je savoir et pouvoir redonner par mes mots, toute la magie, la beauté et l'étendue, de tous ces Enseignements Subtils, reçus en Channeling depuis toutes ces années ? »

Je ne vous cache pas, qu'il aurait été bien plus facile, pour moi, de me mettre en Canalisation et de recevoir l'intégralité de ce livre. Mais voilà, mon envie était tout autre. Je désirais profondément puiser en mon cœur, l'inspiration, qui allait jour après jour, donner naissance à mes écrits et ainsi laisser libre court à mes réelles compréhensions. Cette motivation, a été accueillie joyeusement par Les Êtres Subtils, qui m'ont accompagnée, entourée discrètement de leurs Présences et qui m'ont suggérée adroitement, d'agrémenter certaines pages de Leurs Messages. Je pense sincèrement, que sans l'avoir prémédité, j'ai été en adéquation avec le but de cette odyssée inattendue.

Je vous l'avoue humblement, cela n'a pas toujours été simple, car dans mon Travail je laisse le flot des mots couler librement, dans cet espace d'échanges et de partages et comme vous le savez, nous n'écrivons pas forcément de la même façon que nous parlons. Il m'a fallu réapprivoiser le langage écrit, afin que la fluidité de ces Enseignements, soit présente tout au long de ces pages. J'espère avoir réussi, au fil de celles-ci, à faire vivre et vibrer, cette Belle Simplicité qui est le Panache, des Maîtres Ascensionnés.

MON PARCOURS

J'exerce ma profession de Thérapeute Énergétique en Accompagnement et Développement Personnel depuis 2004. Cette passion m'anime depuis que j'ai rencontré, en 1992, une Thérapeute Holistique. Cette rencontre, où plutôt devrais-je dire, ces retrouvailles, ont été pour moi, salutaires. A cette époque j'étais dans un grand mal être, que je n'arrivais pas à m'expliquer, car il n'y avait aucune raison particulière, pour qu'il soit si présent en moi. Dans ma tête tournoyaient sans cesse ces questions, qui pour moi, étaient existentielles :

Pourquoi ma vie me semble-t-elle aussi difficile ? Pourquoi ne suis-je pas heureuse ? Pourquoi est-ce que l'on ne me comprend pas ? Ça sert à quoi la vie ? En fin de compte, je sers à quoi dans cette vie ?

J'ai compris quelques années plus tard, le pourquoi, de tout ce mal être, car grâce à lui j'ai dépassé mon entêtement, à vouloir à tout prix, trouver toute seule les clés de mes prisons intérieures. J'étais enfermée dans une pièce ronde et je cherchais désespérément un coin, un angle inexistant. Très attirée par le côté un peu mystique de la vie et surtout par les vies antérieures, c'est tout naturellement que j'ai fais la démarche de rencontrer cette Thérapeute Holistique, afin de trouver des réponses à toutes mes questions.

J'ai alors commencé un Travail de Développement Personnel, car je sentais inconsciemment, qu'une partie inexplorée de moi-même était en sommeil et qu'elle demandait à être réveillée. Cette Thérapeute, qui était un Canal, un Channel m'a fait découvrir les Plans Subtils, l'Âme, La Lumière et Tous Ces Êtres qui nous Guident, nous Aident, nous Soutiennent, dans un Amour Incommensurable.

Elle m'a ouvert les portes d'un Monde, dont j'ignorais totalement l'existence et qui m'a révélé à moi-même. Pendant huit ans, j'ai suivi, avec Elle, plusieurs formations, qui m'ont toutes ouvert les yeux, sur ce que je pensais être, afin de me faire découvrir jour après jour, Qui Je Suis.

J'ai commencé par suivre une formation de Channeling, qui a été une vraie

Révélation pour moi et j'ai su au plus profond de mon Cœur, que c'était la Renaissance que j'attendais. Je me suis sentie comme, la Belle au bois dormant qui en sommeil depuis des années et des années, venait d'être réveillée par un doux baiser.

Au-delà d'un conte de fée, la Canalisation ou le Channeling, est une Précieuse Clé, une reliaison, un trait d'union entre les Plans Subtils et l'Être Humain. Elle m'a permis de recréer, par un travail d'ancrage et d'expansion de Conscience, le lien avec mon Âme et de retrouver ma Véritable Identité.

Grâce à Elle, jour après jour, je me suis réconciliée avec moi-même, avec ma Vie et j'ai réalisé que :

Tous mes Choix déterminent l'importance que je me donne.

Cette reliaison consciente avec les Êtres Subtils, m'a également permis de recevoir des Enseignements, des Guidances, des Évidences, qui m'ont aidée et qui m'aident encore à me connaître et me reconnaître.

J'ai ensuite continué mon parcours spirituel avec les formations suivantes :

Les Maîtres Ascensionnés,
La Guérison Spirituelle par les Pierres Précieuses,
Les 72 Anges de la Kabbale,
Les Chakras et Les Corps Énergétiques associés.

Cinq ans plus tard, j'ai ressenti un appel, un besoin vital, de m'installer en tant que Professionnelle et depuis, je suis profondément heureuse et comblée de redonner et de partager ma Passion.

Pour moi, cette Ouverture aux Plans Subtils, est semblable à une musique féerique qui me ravit le cœur et m'enchante l'Âme. C'est comme déguster un met succulent, tout mon corps et tous mes sens sont remplis et comblés.

Les Nettoyages Énergétiques ainsi que la Transformation des Liens Karmiques, je les ai appris grâce à l'Enseignement des Maîtres Ascensionnés, que j'ai reçu en Canalisation. Ils m'ont montré des « Techniques » et les Énergies auxquelles me relier, afin d'aider les Personnes en demande.

Voilà, quelques mots sur mon parcours qui est loin d'être terminé, c'est pour moi une évidence. J'apprends tous les jours, j'apprends de moi, j'apprends de ma Vie, j'apprends de toutes les Personnes que je rencontre, que je découvre. J'apprends avec un immense plaisir et une immense gratitude, car j'ai conscience qu'hier j'étais une Élève, qu'aujourd'hui je suis toujours une Élève et que demain je serai encore une Élève.

CHAPITRE 1

L'Accompagnement de soi, grâce au SOI

La Thérapie Énergétique que je vous propose et que je vais vous présenter, est un Travail de Conscience, d'Accompagnement de soi, grâce au SOI. Elle est une délicieuse Réconciliation avec la douceur, la tendresse et la délicatesse dont vous avez tellement besoin, aujourd'hui, pour retrouver votre harmonie.

Elle est indissociable d'une Ouverture Spirituelle, car elle est une belle combinaison, une belle alchimie entre le « moi je » physique et le « Je Suis » de l'Âme.

C'est une mémoire de cœur qui se ravive et s'enflamme en vous et qui vous offre la belle opportunité de vous souvenir à nouveau de Qui Vous Êtes Véritablement :

Une Âme en Évolution, qui d'incarnation en incarnation, expérimente, s'exprime et vit au sein de la matière.

Sa plus belle dynamique, est votre envie profonde et sincère de vous apporter à vous-même le bien-être intérieur et extérieur. C'est parce que vous vous rendez disponible de vous à vous, qu'elle se déverse à l'intérieur de vous, tel le verseur d'eau qui vous apporte toute sa fluidité et ce, dans tous les domaines de votre existence.

Lorsque vous acceptez cette évidence, que vos vécus ont laissé en vous, des traces, des empreintes qui conditionnent ce que vous êtes encore aujourd'hui, vous acceptez également, que votre quotidien soit le reflet de ce que vous portez. Cette Thérapie, vous offre la possibilité de retrouver votre clarté d'Âme, afin de mieux voir et de mieux comprendre vos souffrances physiques et émotionnelles.

Grâce à cette ouverture d'esprit, vous pouvez, si vous le désirez, vous libérer de toutes ces chaînes et intégrer de nouvelles informations, qui vont résonner et s'installer en vous, afin de vous permettre de retrouver votre Équilibre et votre Sérénité.

Dans ce verbe, Accepter, s'il vous plaît, ne voyez pas : « Je m'oblige à accepter, ou il faut que j'accepte », mais percevez la réalité du mouvement naturel de votre vie, qui passe à travers vous et vous aide à vous libérer de la dépendance de vos projections. Ce flux de vie, ne vous parle pas de fatalité ou d'inertie, il vous raconte l'histoire d'une cascade éthérée qui déverse sur vous, l'abondante fluidité de l'instant présent. L'acceptation est le rythme inné et spontané de ce qui Est et non de ce qui pourrait être.

Lorsque la belle réunification de ce Que Vous Êtes réellement, s'installe et coule en vous, elle s'écoule également à l'extérieur de vous, telle une rivière qui remplit son lit et l'imprègne de sa source pure et limpide.

L'Accompagnement de soi, grâce au SOI, est, en priorité pour moi, une écoute authentique de Cœur et d'Âme, indispensable pour une réelle Évolution. Lors d'une séance, la sincérité et la confiance qui s'installent lors de nos échanges et de nos partages, me permettent de vous aider à mettre des mots sur vos maux. Au fil de nos entretiens, cette complicité naissante et grandissante, nous permet de démêler en douceur, les nœuds de vos blocages. Vous aurez ainsi la possibilité de découvrir des clés, qui vont ré-ouvrir vos portes intérieures et mettre en lumière vos propres solutions.

En tant que Thérapeute Énergétique, je suis celle qui est à l'écoute de vos problématiques, de vos souffrances, qui vous soutient et vous accompagne dans votre démarche. Ma présence, consiste à vous aider à trouver en vous, votre propre moteur de vie, afin que vous puissiez Rayonner à nouveau le Bien-Être et le Bonheur dans votre quotidien.

A mon humble avis, Le rôle d'un ou d'une Thérapeute ne consiste pas à être une bouée de sauvetage, qui va vous maintenir constamment à flot, mais à vous montrer la voie, à vous guider, jusqu'à votre navire intérieur, dont vous seul, êtes le Capitaine.

Lorsque vous faites une telle démarche, vous aspirez à rencontrer une personne qui va vous aider à vous libérer de vos blocages et non à les « troquer » contre une nouvelle forme de dépendance, bien souvent inconsciente de part et d'autre, mais qui malencontreusement, va finir par vous emprisonner tout autant.

Cette Thérapie est une approche Holistique de votre Être, elle est une ouverture consciente sur les Plans de votre Âme. Elle vous permet de recontacter votre Dimension Sublimée et de reconnaître en vous, le Meilleur.

Elle vous montre votre Puissance Intérieure qui peut, à elle seule, vous délivrer de tous vos maux. Elle déjoue les pièges de vos illusions, lève les voiles opaques qui vous aveuglent et vous fait recouvrir la vue afin de vous montrer, enfin, votre Réalité d'Être.

Elle vous apporte une nouvelle structure de vie, d'une grande stabilité, alliée à une belle souplesse. En cela, elle peut être comparable à votre colonne vertébrale qui vous permet de rester debout, tout en permettant l'ampleur de tous vos mouvements.

Elle vous fait découvrir avec apaisement cette belle vérité, que tous vos manques, toutes vos attentes, tous vos états de mal être ne sont en fin de compte, que les reflets et les conséquences d'un seul oubli : Celui de votre Âme-Lumière.

CHAPITRE 2

Les Bienfaits de la Réconciliation avec l'Âme

Votre Âme vous remplit de paix, de sérénité et vous permet de vivre, aujourd'hui, dans cette connaissance de vous-même, de l'Autre et de votre existence.

Elle donne à votre vie, cette Magie qui n'appartient qu'à Elle. Elle vous accompagne dans tous vos pas, dans toutes vos expériences de vie. Elle est le phare, la boussole, le fil d'Ariane, qui vous guide dans l'obscurité. Elle est cette Marraine-Fée qui vous entoure de toute son attention et de toute sa délicatesse.

Elle est votre vraie richesse, votre Or, votre Essence d'Amour, votre moteur de vie et d'envies. Elle est votre nourriture, Elle est l'air que vous respirez, Elle illumine votre regard et expanse votre cœur.

En somme, Elle est votre plus belle histoire d'Amour, la plus vraie, la plus sincère.

Dans ma présentation, je vous ai parlé du Canal, du Channel que je suis, et dans ces belles reliaisons avec les Plans Subtils, je reçois des Enseignements et également des Messages qui me remplissent d'Amour et de Compréhension. En toute humilité, je partage avec vous, ce Message que j'ai reçu de mon Âme :

« Nous, les Âmes, nous sommes les enfants chéris de l'Énergie Divine Père/Mère, Cette Conscience Universelle, Cette Source Lumière, qui est à l'origine de toutes vies existantes.

Nous sommes en perpétuelle évolution et construction de ce que Nous Sommes. Nous Sommes, à la fois Création et Construction. Nous portons deux polarités :

- *Une Féminine qui contient les pensées, les projets, les envies, les idées... ce sont les Graines.*
- *Une Masculine qui est la Terre dans laquelle toutes ces Graines peuvent germer, pousser et voir le jour.*

Pour faire simple, nos deux Polarités portent des fonctions indissociables qui se complètent merveilleusement, Une qui porte les Envies, l'Autre qui les concrétise. Lorsqu'elles sont en harmonie, elles apportent la fluidité, le bonheur et l'abondance dans tous les domaines de La Vie.

Nous avons désiré de tout notre cœur, le cycle d'incarnations. Ainsi pour accéder à notre profond désir, L'Énergie Divine Père/Mère a densifié une partie de notre Lumière, afin de créer un corps matière qui serait le réceptacle de Notre Essence. Grâce à celui-ci, nous pourrions nous véhiculer dans la matière, et vivre toutes les expériences qui nous seraient nécessaires, afin que nous puissions expérimenter et exprimer sur la Terre-Mère, toutes nos belles qualités d'Amour-Lumière.

Nous les Âmes, nous portons toute La Connaissance et La Sagesse de toutes nos vies terrestres. Ainsi lorsque que nous décidons une nouvelle incarnation, dans le but de rééquilibrer certaines antériorités que l'on appelle le karma, nous densifions à nouveau, une partie de notre énergie dans laquelle il y a nos 2 polarités. Cette Énergie descend de plan en plan et réactive les Corps Subtils qui contiennent toutes les mémoires antérieures, qui sont le capital énergétique du futur être incarné. En fonction de l'incarnation prévue, c'est dans le dernier corps subtil, qui se nomme le Corps Éthérique, que s'installent et se réveillent les mémoires qui seront à l'origine, de la concrétisation du corps physique et de sa vibration, appropriés au chemin d'incarnation prévu.

J'aimerais préciser la différence qu'il y a entre une Énergie et une vibration :

l'Énergie est associée au subtil, à notre Essence Divine d'Âme. La vibration est associée à la matière, au corps physique, à l'identité que nous prenons dans l'incarnation. C'est elle qui porte les mémoires ou les blocages que nous venons rééquilibrer dans la matière.

Dans l'incarnation, nous, les Âmes, perdons notre puissance et nous laissons ainsi la place à la vibration de la personnalité, qui vient vivre ses expériences : rééquilibrer ses déséquilibres et continuer à expérimenter et à exprimer les différentes facettes d'elle-même dans la matière.

L'Être Humain en tant que personnalité, a le choix, vous appelez cela le libre arbitre, de vivre sa vie au niveau de sa personnalité ou de vivre en accord avec Son Âme, dans toute la Liberté et la Grandeur qu'Elle Porte.

Si la personnalité dans son incarnation, s'éveille à sa Conscience d'Âme, elle se donne la possibilité de transformer ses blocages, ou mémoires antérieures et de pouvoir retrouver son harmonie. Ce qui lui offre la belle opportunité de vivre et de concrétiser ses réelles envies d'Âme au cœur même de son existence. Car nous, les

Âmes, nous vous délivrons de l'oubli, en vous faisant recontacter l'Immensité de Votre Lumière. Nous sommes les architectes, les réalisateurs de Votre vie, nous l'avons créée sur les Plans Subtils afin que vous la viviez dans la matière. Tant que vous êtes en oubli de Qui vous Êtes en réalité, vous restez des acteurs qui ne font que subir le scénario d'un film.

Lorsque vous vous souvenez à nouveau de Qui Vous Êtes, vous redevenez également des réalisateurs. Vous reprenez la responsabilité de faire le choix conscient de vous relier à votre Âme, en faisant dans la matière, les actes qui sont en adéquation avec vos réelles envies d'Évolution. Vous redevenez des créateurs ou des co-créateurs et vous construisez à nouveau votre propre existence. »

Recevez en votre cœur ces quelques mots d'Amour, soufflés par le doux murmure d'Une Âme :

« Il ne tient qu'à toi que je sois toujours là dans ton cœur, dans ton corps. Appelle moi, demande moi de venir tout contre toi, de venir faire flamboyer ton cœur et ton corps et je serai là, j'ai toujours été là.

Invite moi à chaque instant, invite moi, prends le temps de m'inviter, prends le temps de me recevoir en toi, et je serai là.

Je ne manquerai aucun de nos rendez-vous, aucun. Je suis ton amie la plus précieuse, je suis ton phare, la lumière qui te guide, je suis ce Maître qui t'enseigne, je suis ta meilleure amie.

Ne me lâche plus la main et viens continuons notre chemin.
Laisse moi te guider, pour te mener vers toutes les félicités.
Écoute mon cœur, laisse moi te guider vers ton meilleur.
Je suis ta meilleure amie et ce, pour toute La Vie. »

Votre Âme est le GPS qui vous permet de ne plus tourner en rond et de ne plus vous perdre dans votre parcours de vie. L'itinéraire de l'Âme n'est jamais dans le vouloir, il est dans l'Évolution, tout simplement. Il vous conduit à recontacter en vous, votre meilleur et à le vivre au sein de votre existence, dans le but de pouvoir pleinement profiter, de la beauté de ce Grand Voyage que l'on nomme l'Incarnation.

Le Pacte des Âmes

A chaque fois que les Âmes se retrouvent dans la matière, c'est par Amour et pour l'Amour qu'elles portent, afin de s'aider mutuellement à continuer leur Évolution.

En prévision du cycle d'incarnations, les Âmes ont fait entre elles, un Pacte d'Amour. Elles ont accepté d'oublier qu'elles étaient Lumière, afin de se permettre de faire l'expérience de toutes leurs qualités d'Amour, dans la matière.

Toutes les Âmes dans l'incarnation ont fait la même chose, les unes pour les autres et c'est ainsi qu'elles se sont retrouvées maintes et maintes fois, à travers les âges, dans de nombreux lieux, dans de nombreux corps, féminins et masculins.

Elles ont « Tout » été, les unes pour les autres. Elles ont été tour à tour victimes, bourreaux, à de multiples occasions, afin de s'offrir cet inestimable cadeau, d'exprimer et d'expérimenter leur « Qui Je Suis Lumière » dans la matière.

Pour se faire, il a fallu qu'elles ralentissent leurs vibrations afin de devenir assez lourdes, pour oublier leurs réelles identités dans la matière et pouvoir porter tous ces masques nécessaires, pour s'aider les unes et les autres.

L'oubli profond a été incontournable, afin qu'elles aient la possibilité de se faire vivre, tous les états émotionnels possibles et de faire émerger d'Elles-mêmes, leurs qualités d'Amour oubliées. Seules ces qualités d'Amour ont la puissance indispensable, pour transformer tous ces états émotionnels et de pouvoir leur rappeler en Conscience, Qui Elles Sont vraiment.

Imaginez une Âme, que je nommerai Angel, qui aurait l'immense envie de vivre et d'exprimer dans l'incarnation, cette merveilleuse qualité qui est le Pardon. Pour que cela puisse être réalisable dans la matière, il est indispensable qu'une Autre Âme, que j'appellerai Amie, lui offre l'opportunité de pouvoir le faire.

Ainsi Amie va se proposer de faire vivre à Angel, une expérience de vie, qui lui permettra de mener à bien sa mission. Par un acte, un événement, une parole etc... Amie fera vivre à Angel une profonde souffrance, cela pourra être, un rejet, un abandon, une trahison qu'importe... Cette action aura pour but d'aller réveiller dans le cœur d'Angel, sa grandeur d'Âme, cette Puissance d'Amour qui est en sommeil, mais bien présente et qui lui sera nécessaire, afin de vivre et d'exprimer dans sa vie, cette belle qualité qui est le Pardon. Celle-ci en prenant vie dans la matière, va permettre à

Angel de se souvenir à nouveau, de qui Elle est réellement : un Être d'Amour, de Paix et de Compréhension.

Ainsi ce Pacte d'Amour, scellé sur les Plans Subtils par les Âmes, offre l'opportunité dans l'incarnation, à une Âme, puis deux, puis plusieurs, de se souvenir à nouveau de Qui Elles sont réellement. Il permet ainsi à toutes les Autres, d'avoir elles aussi la possibilité de se le rappeler et de pouvoir s'exprimer en tant que, Qui Je Suis, dans la matière.

Se souvenir ravive également ce que leur avait confié, l'Énergie Divine Père/Mère, au commencement de leur cycle d'incarnation :

« Souviens-toi toujours, Je n'ai envoyé dans la matière que des Anges. »

CHAPITRE 3

Le Karma

Lorsque vous avez ré ouvert la communication avec votre Âme, la deuxième marche sur laquelle l'Accompagnement de soi, grâce au SOI, vous permet d'accéder, est celle de la compréhension et de l'acception du karma.

Le karma est une loi de cause à effet. C'est un effet boomerang, qui vous fait récolter ce que vous semez et ce, vis à vis de toutes vos actions quelles qu'elles soient.

Comprendre la notion du karma, c'est admettre que son but ultime, est votre Évolution, grâce à une succession de vécus, dans des espaces temps différents. Ils vous permettent ainsi, de rééquilibrer vos déséquilibres avec les Autres, mais aussi avec vous-même, des situations et des lieux.

Comment pouvez-vous rééquilibrer vos karmas ?

Il n'est pas nécessaire d'avoir conscience du karma pour le rééquilibrer. Il est juste incontournable de vivre les expériences de vie, prévues dans l'incarnation, par l'Âme. Lorsque vous vivez et ressentez des états émotionnels, des blessures qui sont reliés à ce que l'Autre vous fait vivre et vice et versa, vous êtes déjà dans le rééquilibrage karmique.

Je m'explique : Dans votre existence, lorsque vous souffrez ou lorsque vous éprouvez des émotions qui vous bouleversent, vous ne faites que compenser ce qu'il s'est passé, dans d'autres incarnations :

Si aujourd'hui, « Pierre » vous fait souffrir d'une quelconque façon, c'est qu'antérieurement vous l'avez également fait souffrir et qu'aujourd'hui, vous venez juste contrebalancer ce déséquilibre.

Au vue de la Balance Divine, symbole de justice et d'équité, le rééquilibrage doit être fait dans la matière, car il est nécessaire de vivre et de ressentir, la même intensité de souffrances, de blessures, d'émotions, que celle que vous avez occasionné à autrui, dans d'autres incarnations.

Lorsque vous êtes conscients du karma et de son effet boomerang, cette compréhension vous permet de ne plus vous mettre dans un état de victime et par conséquent de ne plus mettre l'Autre, dans la « peau » d'un bourreau.

Vous retrouvez cette conscience de comprendre et d'accepter, que vous avez été tour à tour, et ce de très nombreuses fois, la victime ainsi que le bourreau. Grâce à cette conception, vous appréhendez aisément que vos rencontres ou relations d'aujourd'hui, ne sont pas nouvelles, mais qu'elles sont, juste, la continuité d'une Merveilleuse Aventure, que l'on appelle L'Incarnation.

Les liens karmiques vus par un Maître Karmique

J'aimerai à nouveau partager avec vous, un Message que j'ai reçu d'un Être Subtil, qui se nomme Le Seigneur du Karma, Ramüoa. Ce Maître Karmique offre à l'Être Humain, la possibilité de se libérer des liens du passé :

« Le karma n'est pas une fatalité. Acceptez cette vérité et dites Oui à la liberté !

Cette affirmation si elle résonne en vous, vous permettra l'accès à toutes les informations, qui répondront à toutes les questions qui perturbent et encombrent régulièrement votre vie. Grâce à ces réponses, je vous propose de vivre enfin dans la légèreté, d'une Conscience libérée du poids de son passé.

La Transformation des liens Karmiques, c'est tout simplement la libération du karma et pour comprendre ce concept, il faut admettre la réalité des vies antérieures.
Cette acceptation permet d'intégrer, que le karma a été créé par les émotions exacerbées des Hommes et que seules des qualités d'Amour et de Pardon, peuvent le rééquilibrer et le transformer.

Chaque individu a vécu une multitude d'incarnations, dans lesquelles il s'est créé des liens émotionnels, avec des situations, des événements et des personnes. Ces liens laissent des empreintes, que ce soit dans le corps physique ou les Corps Subtils de la personne, ce qui entraîne des déséquilibres physiques et/ou émotionnels.

Lors de la mort du corps physique, ces liens se transforment en Énergies mémoires, qui se stockent dans les Chakras, situés sur le Corps Éthérique et restent présents dans la structure énergétique de l'Être.

Pour pouvoir les ré-harmoniser et les transformer, l'Âme, en vue d'une nouvelle incarnation, prévoit un nouveau Chemin de Vie. Tout au long de la conception du futur être incarné, les Corps Énergétiques vont se reconstruire en fonction de ce qui devra être vécu, pour être rééquilibré dans la matière.

Les Énergies mémoires, descendent dans le Corps Éthérique, qui sert de moule pour construire le corps physique. Ainsi, lors de la naissance, celles-ci se densifient et redeviennent des liens émotionnels, qui seront à l'origine des toutes les expériences vécues dans le quotidien.

La personne vivra des situations, des rencontres, des états d'être, qu'elle devra comprendre, accepter et pardonner, pour pouvoir créer des liens d'Amour, de Compréhension qui remplaceront les liens émotionnels et qui transformeront ces Énergies mémoires, en Lumière.

Si la personne reste bloquée dans l'incompréhension de ces liens émotionnels, ils se remettront en mouvement, dans une autre incarnation selon la loi du karma.

Pour mettre fin à ce schéma, je mets à votre disposition, cette Énergie de Déprogrammation Cellulaire, qui se trouve dans les Annales Akashiques, cette Grande Bibliothèque Cosmique, où sont répertoriées dans les moindres détails, toutes les vies de tous les êtres humains et ce, depuis leur première incarnation.

Par un travail d'expansion de Conscience, je permets au Canal Énergétique qui me relie à votre plan matière, d'accéder à certaines de vos vies, afin d'y puiser des réponses, des clés qui vous aideront à comprendre les blocages, les souffrances présents dans votre quotidien.

La Transformation des liens Karmiques est un grand voyage au Cœur de vous-même, une Renaissance qui lèvera les voiles de vos illusions et qui vous permettra de vivre la Grande Alchimie Intérieure : La Réconciliation. Ce pont de compréhension qui relie le passé et le présent.

Accepter et pardonner les souffrances d'hier, pour transformer les blocages d'aujourd'hui, afin de devenir une Conscience libre demain. »

La Transformation des liens karmiques

Les liens karmiques sont comme des fils, des filaments invisibles à l'œil nu, qui relient les êtres entre eux et qui amplifient leurs rapports. Il y a deux catégories de liens, ceux qui rapprochent les individus, que je nomme les liens de cœur et ceux qui alourdissent, voire détériorent les relations, ceux-là je les nomme les liens émotionnels.

Dans ce Travail d'Accompagnement de soi, grâce au SOI, il m'est possible de couper les liens émotionnels, qui vous entravent dans votre ici et maintenant, et seulement ceux-là, car il est tout simplement incohérent, voir même absurde, en ce qui me concerne, de couper les liens de cœur.

Afin d'avoir la possibilité de couper ces liens, il est indispensable que vous ayez conscience de la réalité du karma et que vous ayez compris et accepté tout ce que cela induit. La Transformation des liens karmiques ne se fait jamais dans le vouloir, c'est un Acte Conscient de Libération, qui se fait en Canalisation et en accord avec votre Âme. C'est à cette seule condition, que l'Énergie du Seigneur du Karma se présente et que la Magie de la Transformation peut s'opérer.

CHAPITRE 4

L'Accompagnement de soi, grâce au SOI et l'Incarnation

Vous vous réincarnez principalement, pour épurer votre passé karmique et poursuivre votre Évolution. Lorsque cela est prévu dans l'incarnation, vous avez la possibilité de retrouver en Conscience votre Lumière et de la laisser Rayonner dans la matière.

L'incarnation est un beau voyage au pays des mille et une couleurs de la Vie. Essayez de percevoir votre existence, comme un beau projet de vacances. Vous choisissez la destination où vous désirez aller et lorsqu'il est temps pour vous de concrétiser votre belle envie, vous commencez à amorcer votre voyage.

Celui-ci, va avoir de nombreuses étapes et toutes, vont vous faire avancer et vous mener à votre but. Vous allez franchir la première, qui est celle de votre venue au monde. Pendant la grossesse et lors de votre naissance, des mémoires vont se réveiller dans votre corps, qui est l'enveloppe corporelle, dont vous aurez besoin pour la suite de votre voyage. Votre corps est également, le réceptacle sacré de toutes les mémoires et de toutes les identités, que vous avez portées, durant tout votre cycle d'incarnations.

Ces mémoires vont façonner votre parcours de vie. La destination est déjà inscrite en vous, mais la route qui sera la vôtre se dessine, se dévoile, en fonction des mémoires que vous êtes venus rééquilibrer.

Votre incarnation est programmée, en fonction de votre Évolution Vibratoire. Tous les événements que vous aurez à vivre au cours de celle-ci, seront donc en correspondance avec votre développement personnel. La totalité de votre vie sera une aide continuelle, pour vous inciter à progresser et à croître.

Tout au long de cette route, vous allez faire des rencontres, vivre des expériences, visiter des lieux et ainsi, grâce à Eux, vous allez inconsciemment rééquilibrer, tel ou tel karma, avec certaines personnes, avec votre vie, avec des événements etc...

Lors de ce parcours, vous pouvez avoir l'opportunité de faire une démarche consciente de vous à vous, afin de sortir d'une certaine fatalité et de comprendre le sens réel de votre voyage.

Lorsque l'Âme prévoit une nouvelle incarnation, Elle « construit » un Chemin d'Évolution de Vie. Sur ce Chemin, se trouvent deux routes : Celle de votre personnalité et celle qui vous relie à votre Conscience d'Âme.

La route de la personnalité, vous propose de vivre et de ressentir les événements, les rencontres etc... dans la fatalité de l'oubli et l'ignorance de ce que vous êtes réellement.

La route de l'Âme, vous permet d'être dans l'acceptation et la compréhension, de ce que vous êtes venu expérimenter dans la matière. De connaître et reconnaître « le pourquoi, du comment » de votre vraie présence ici et maintenant.

Grâce à cette démarche consciente, vous pouvez, si vous le désirez, vous ouvrir à votre réelle identité, à votre Âme et retrouver un point de vue clair et juste, sur les mémoires que vous portez.

Dans ce nouveau regard, vous vous offrez l'immense cadeau de savoir Qui Vous Êtes et d'accepter cette grande vérité, d'avoir été autant victimes que bourreaux. Ce qui va forcément modifier votre vision de vous-même, de l'Autre et de votre existence.

Lorsque vous vous êtes prévus, de renouer avec votre Conscience d'Âme, vous mettez sur la route de votre personnalité, des rencontres, des livres etc... . Toutes ces aides vont vous donner l'opportunité, de réaliser qu'une autre direction est possible et qu'elle fait partie intégrante de votre Chemin de Vie.

Vous avez, alors, le choix, le libre arbitre, d'opter pour l'une ou l'autre. Cela ne changera pas ce que vous avez encore à expérimenter et à rééquilibrer, mais cela changera votre façon de le vivre et vous permettra également de goûter à d'autres expériences de vie.

Ces deux routes sont les vôtres et elles ont leur raison d'être pour votre Évolution, tant au niveau des rééquilibrages, que dans cette Conscience de Transformation.

Votre parcours d'existence est toujours relié à votre épanouissement, ainsi sur les deux routes qui sont les vôtres, votre lien avec l'Âme est toujours présent, même si vous n'en avez pas conscience. Tout est pris en compte par l'Âme. Si cela n'était pas le cas, tous vos vécus quels qu'ils soient, ne serviraient en rien votre avancée. Vous répéteriez inlassablement les mêmes expériences de vie et rien ne pourrait être rééquilibré de vous à vous, de vous à l'Autre et de vous à votre vie.

CHAPITRE 5

Le Chemin d'Évolution vu par votre personnalité

Votre personnalité est l'identité, le corps, que vous avez choisi afin de vous incarner à nouveau sur la Terre-Mère. Elle n'est pas le fruit du hasard, mais la Création mûrement réfléchie de votre Âme et elle est nécessaire pour continuer votre Évolution. Elle est donc importante pour vous, car les facettes de vous-même qu'elle va vous montrer, vont vous permettre de vivre l'existence choisie, pour vous, par votre Âme.

En cela, il faut la respecter et l'aimer, car un des premiers buts de votre incarnation est de vous accepter tels que vous êtes et ce, dans tout ce que vous êtes venus exprimer et expérimenter.

Lorsque vous êtes sur la route de votre personnalité, vous allez voir à travers le filtre de ses yeux, tous les événements, toutes les rencontres, toutes les expériences de votre existence. Toute votre vie sera teintée par ce filtre et nous allons ensemble au fil de ce chapitre, mettre en plein jour les différentes nuances de votre personnalité.

Celle-ci vit son existence en fonction du passé qu'elle connaît et de ce qu'elle vit dans son présent. Pour elle, il n'existe rien d'autre que cette vie, ce corps, ce passé et tout son lot d'aventures et de mésaventures. Elle n'a donc quasiment jamais de recul au moment où elle vit les choses et les prend, les reçoit de plein fouet. Elle est donc très souvent dans l'impulsivité et réagit en fonction de celle-ci, au moment où les événements se produisent. Ce qui, bien sur, lui fait vivre et ressentir une multitude d'états d'être.

J'aimerais vous parler de l'amalgame qui est très souvent fait par rapport à la personnalité. On l'appelle souvent, le mental ou l'ego, alors qu'ils ne sont que des facettes de votre personnalité, qui est en fait un grand kaléidoscope. Elle est un jeu de miroirs qui réfléchit une infinité de combinaisons et dans sa totale candeur, elle vous montre ponctuellement, toute la palette de couleurs qu'elle porte.

Votre mental est relié à vos facultés intellectuelles, il vous aide à comprendre, à analyser les données, les informations. Il a été votre moteur depuis votre naissance et il vous a permis de vivre votre vie et de faire les choix que vous pensiez être justes pour vous. En cela il mérite tout votre respect, il n'est donc ni à combattre, ni à éradiquer de vous.

Le mental bloque les informations que votre Conscience vous fait parvenir, car il a peur d'être envahi et de disparaître. Il réagit donc comme un pays qui se sent attaqué et bien évidemment, il se met sur la défensive et repousse tout ce qui arrive de l'extérieur. Il est important de comprendre son mode de fonctionnement qui a toujours été :

« Pour exister je contrôle ! Je contrôle donc je suis en sécurité !»

Votre mental fonctionne à partir de la réalité des vécus qui ont été les vôtres aujourd'hui et des compréhensions qui en ont résulté. Il est donc impératif de ne pas essayer de lui redonner des informations qui ne vont pas être logiques pour lui.

Je me rappelle d'une phrase que j'ai entendue, il y a bien longtemps, qui m'a fortement marquée et m'a donné l'opportunité, d'ouvrir mon mental à une autre conception des choses.

« L'être humain ne peut pas devenir aussi « con » en une seule vie ! » Pardonnez-moi pour cette expression, mais je vous la redonne telle que je l'ai entendue !

Cette phrase m'a ébranlée si profondément, qu'elle m'a fait me poser des questions, qui m'ont conduit à reconsidérer ma vision de la vie. Je me souviens m'être dit : « Et si en fin de compte, le concept des vies antérieures n'était pas si farfelu que cela ? Si elles étaient vraiment une réalité ? » J'avais 13 ans et je peux vous assurer que j'étais à mille lieues d'être ce que je suis aujourd'hui. C'est à cette époque-là, que mon mental a commencé à accepter ce début de logique et a consenti à me laisser explorer d'autres horizons, qui à chaque fois, m'ont imprégnée d'une autre réalité.

Grâce à l'approche de l'Accompagnement de soi, grâce au SOI, vous recontactez cette réelle importance de redonner à votre mental, l'information, que vous ne désirez pas le faire disparaître. Mais simplement, lui donner l'opportunité d'ouvrir à nouveau la porte à la Conscience, de recréer avec elle, les échanges et les partages, qui permettent de réouvrir les frontières et de redécouvrir la culture et la richesse de chacun.

L'ego, quand à lui, récupère les données, les informations que le mental a récoltées. Il les remanie à sa sauce et s'en sert afin de ne pas être détrôné de son état de victime ou de son état de suprématie.

Son leitmotiv est de ne rien vouloir voir, ni savoir, ni comprendre, de tout ce qui ne sert pas ses intérêts et qui se ne rapporte pas à lui.

Il se sert de la force de contrôle du mental et la pousse volontairement dans cette extrême que l'on appelle, la maîtrise, qui se nourrit exclusivement de rigidité et de jugement.

Il vous fait vous sentir responsable de l'Autre, de son bien-être ou de son mal-être, ce qui vous pousse à vouloir lui apporter votre aide envers et contre tout.

Les bienfaits de cette aide dérivent très vite et vous vous retrouvez à essayer d'interférer et de gérer à tout prix la vie et les états d'être d'autrui, en pensant savoir mieux que quiconque ce qui est susceptible de lui convenir.

Vous en arrivez rapidement, à tout planifier pour l'Autre et à vous prendre pour le régisseur de sa vie. Vous ne laissez plus aucune place à l'Intelligence de Vie, qui est l'Héritage Divin propre à chacun et qui est la Source de toute sa confiance. Ce qui, vous l'aurez deviné, vous place inexorablement sur cette marche toute-puissante, de devenir Maître du destin de l'Autre.

Cette maîtrise, vous met aussi très souvent dans l'illusion, que ce que vous voulez pour vous-même ou pour l'Autre peut et va devenir une réalité. Ce qui, vous pouvez aisément l'imaginer, entraîne très souvent des désillusions. Elle devient très vite une prison dans laquelle vous vous enfermez et qui vous coupe tout bonnement, de votre propre vie et de tous ses bienfaits.

L'ego et ses tours de passe-passe

En somme, l'ego est le plus grand menteur et manipulateur qui existe en vous. C'est un grand illusionniste, qui vous voile la réalité, pour ne pas se remettre en question. Son emprise vous met, soit dans la dévalorisation, qui vous fait oublier complètement Qui Vous Êtes. Soit dans la toute puissance, qui vous fait vous prendre pour ce que vous n'êtes pas.

Il vous coupe ainsi radicalement, de la réelle fonction de votre vie, qui est celle de vous faire avancer, grandir et mûrir.

L'ego a toute une panoplie de costumes qu'il vous fait endosser, bien évidemment, selon sa convenance.

Voici une petite liste qui vous donnera un bel aperçu de tous ses talents :

- L'orgueil d'être sur et certain que vous pouvez tout faire par vous-même et que vous n'avez jamais besoin de personne pour y parvenir.

- La prétention de tout savoir et de tout connaître, mieux que tout le monde. De penser être au-dessus de tout. D'être imbus de vous, de mépriser les autres et de leur faire sentir à quel point ils sont inférieurs.

- La fierté de savoir que vous avez besoin de l'aide des autres, mais de mettre un point d'honneur à ne jamais la demander.

Ces premières figurations de l'ego, vous coupent régulièrement des échanges et des partages, qui sont pour vous une réelle source d'équilibre et de bien-être. En cela, j'en suis persuadée, je ne vous apprends rien !

Vous vous en doutez... L'ego a d'autres cartes bien cachées dans sa manche :

- Les vouloirs qui créent des actes, des choix qui alimentent vos satisfactions éphémères. Ils s'étiolent si rapidement qu'ils engendrent très vite d'autres vouloirs. Ils vous disent : « J'ai besoin d'avoir une nouvelle voiture, d'avoir une plus grande maison, d'avoir encore plus d'argent etc... car grâce à tous ces signes extérieurs de richesse, j'étale mon bonheur et je suis heureux ! »

- L'entêtement aveugle qui vous maintient dans une démarche irraisonnée et qui peut facilement virer à l'obsession. Celui-ci vous persuade que vos désirs, sont une réalité et qu'ils vont se concrétiser envers et contre tout. Toutes vos journées seront rythmées et calculées en fonction de leurs réalisations.

- La dépendance qui vous enchaîne à ce besoin constant d'alimenter vos vouloirs, car ils sont et restent les moteurs de votre vie et sans eux rien n'a plus aucune importance.

- La dévalorisation et le jugement qui vous font perdre et rabaisser votre valeur et celle de votre vie.

Bien évidemment, dans ce carré d'as égotique, vous aurez perçu l'omniprésence de l' insatisfaction et la carence de fluidité, qui conduisent à l'oubli de votre luxueuse abondance intérieure et votre inégalable liberté d'agir et d'Être.

Le clou du spectacle est décerné à ceux, que l'on ne voit jamais sur le devant la scène, mais qui en coulisse tirent bien des ficelles :

- Les regrets qui vous tenaillent, parce que vous auriez aimé, voulu, rêvé, que votre vie ou certains événements inhérents à celle-ci, soient différents de ce que vous avez vécu. Ces regrets sont toujours des doléances tournées vers l'extérieur.

- Les remords qui vous assaillent, parce que vous auriez voulu être différent, avoir fait et dit les choses autrement. Ces remords sont des jugements, des reproches retournés contre vous-même.

Vos regrets et vos remords, vous maintiennent dans un espace de vouloirs oniriques, qui vous met dans l'illusion, de pouvoir réinventer et alimenter en vous, un passé qui ne s'est jamais passé. Vous vous déconnectez complètement de votre présent, en étant submergé de souffrances, de désillusions et de déceptions. Vous dépensez une énergie folle, dans tous ces regrets et tous ces remords d'hier, ce qui vous empêche d'aller de l'avant et de construire votre présent. Vous vous retrouvez donc à rêver votre vie, plutôt que de la vivre objectivement, car seul, ce que vous avez réellement vécu est un enseignement impérissable pour vous.

Le « je » de manipulation de l'ego

La manipulation ou plus particulièrement le jeu de manipulation, « je manipule », est la tasse de thé de l'ego. Sa présence en vous et dans votre vie reste souvent très inconsciente et il met en scène trois rôles au sein de vos relations : La victime, le sauveur et le bourreau.[*]

Dans cette interprétation, la victime tient une place essentielle, puisque sans elle, la présence du sauveur, tout comme celle du bourreau devient inutile. Ces rôles sont orchestrés par votre ego, car il recherche de façon récurrente et existentielle, à dominer dans ces états d'être et à s'en nourrir.

Lorsque vous attendez continuellement et désespérément une aide de l'extérieur, de l'Autre, vous demandez inconsciemment, qu'un sauveur, se présente dans votre vie. Je ne vous parle pas de l'aide ponctuelle, qui est un beau reflet de l'échange et du partage, qui unissent et nourrissent les êtres entre eux. Je mets en avant, ce besoin incontrôlable et absolu de l'Autre, dans votre vie. Si celui-ci rentre dans votre jeu et vient systématiquement à votre secours, la partie de manipulation commence.

L'Autre va essayer par tous les moyens de vous aider et sans s'en rendre compte, il va vous conforter dans votre rôle de victime et vous rendre dépendant de sa présence, de ses conseils. Il deviendra ainsi votre sauveur permanent.

Toujours inconsciemment, il va vous mettre également dans un espace de

---

[*] Cf : Le triangle dramatique, dit aussi triangle de Karpman, est une figure d'analyse transactionnelle proposée par Stephen Karpman en 1968 (dans son article Fairy Tales and Script Drama Analysis) qui met en évidence un scénario relationnel typique entre victime, persécuteur et sauveur (Source : Wikipédia)

dévalorisation constante, de vous à vous, car sans lui, vous n'êtes plus capable de vous sortir vous-même de vos problématiques. L'aide initiale peut parfois se dénaturer et se muer en exigences et l'Autre rentre dans ce vouloir contrôler, à chaque instant, tous vos choix. Il devient à ce moment-là, votre bourreau.

Il peut arriver dans ce jeu de manipulation, que vous passiez aisément de l'état de victime à celui de bourreau. Lorsque vous rejetez les aides, les solutions, tant attendues de l'Autre, en pensant qu'elles ne sont pas valables pour vous et vos problématiques, vous mettez alors en échec, son rôle de sauveur. Vous endossez ainsi le costume du bourreau, vis à vis de celui ou celle, qui, jusqu'alors était votre sauveur. il ou elle devient à son tour, la victime de son état de sauveur.

Bien évidemment, tout au long de vos relations, quelles qu'elles soient, vous pouvez être tour à tour, la victime, le sauveur et le bourreau. Vous l'avez bien perçu, dans tous les cas de figure, ce « je » de manipulation est un jeu cruel et futile qui vous met sur la paille et ne vous apporte aucune victoire.

Les émotions et l'émotionnel de la personnalité

Comme vous le savez, votre personnalité a de multiples facettes, nous allons aborder celles des émotions et de l'émotionnel qu'elle porte.

Les événements, les rencontres de votre vie, et ce depuis votre naissance, vous ont fait et vous font vivre, tout un panel d'émotions.

Ainsi lorsque votre personnalité ressent des émotions, elles sont ciblées sur un événement qui se produit à l'instant T. Elles en sont tout simplement le reflet.

Lorsque quelqu'un vous sourit, instinctivement, vous ressentez de la joie et vous souriez également. Vous êtes rempli d'une belle allégresse et vous pourriez en une fraction de seconde, embrasser la terre entière. Par contre, lorsque quelqu'un vous blesse, vous importune, vous agresse, vous ressentez de la peine, de la colère, voire certaines fois de la haine. Dans ces instants-là, insidieusement, le besoin irrépressible de vous venger et de le blesser en retour, pointe le bout de son nez.

Ces exemples vous montrent la réalité des émotions, qui ne sont en fait, qu'une simple réponse à un acte, un mot. Vous avez besoin de vos émotions, elles font partie de vous et font de vous un être humain à part entière. Il n'est donc pas opportun d'essayer de les faire taire, de les bâillonner, ou de les faire disparaître, mais par contre, il est important qu'elles puissent être temporisées, afin que vous ayez la possibilité de les exprimer, sans qu'elles ne vous engloutissent dans leurs extrêmes.

L'émotionnel, quand à lui, englobe tous vos états d'être intérieurs qui sont reliés à des schémas de protection. Ceux-ci sont des moyens de défense, des boucliers derrière lesquels vous vous protégez inconsciemment. Ils émergent et s'installent en vous, suite à l'incompréhension des émotions suscitées par les actes ou les mots de l'Autre, qui vous heurtent.

A la suite de ces chocs, s'élabore, ce que l'on appelle, une réaction en chaîne. Vous ressentez des émotions, qui déclenchent immédiatement en vous des répercussions, qui vont déterminer votre façon de réagir. Ceux-ci peuvent tellement vous décontenancer et vous laisser bouche bée, que vous vous enfermez dans un mutisme. Ils peuvent également vous faire fuir pour vous éviter une autre déconvenue ou bien vous rendre à votre tour agressif.

Quel que soit votre mode de fonctionnement à cet instant-là, il sera alimenté par des pensées, des informations, que vous aurez émises à l'intérieur de vous. Celles-ci, bien souvent indépendamment de votre volonté, vont s'incruster, telles des croyances et devenir rapidement un vrai calvaire.

Je vais essayer de vous expliquer le plus clairement possible, tout ce que cela induit dans votre vie d'ici et maintenant : Lorsque dans votre passé, vous vous êtes sentis rejetés, abandonnés, non reconnus, non aimés, vous avez forcément ressenti une ou plusieurs émotions, comme la colère, l'incompréhension, le jugement etc... . Celles-ci se sont très vite accompagnées de pensées, d'informations, telles que : « Cette personne n'est pas bienveillante, je dois m'en méfier et ne plus lui faire confiance ». A partir de ces affirmations, un schéma de protection a vu le jour à l'intérieur de vous, bien évidemment sans que vous le sachiez, et il a abouti à un manque de confiance et à une séparation avec l'Autre, avec vous et avec l'extérieur.

Lorsque ce genre de pensées résonnent une fois ou deux, dans une vie, cela ne provoque rien de tangible en vous. Mais lorsqu'elles sont répétitives, elles s'accumulent, elles s'amplifient et deviennent très vite une nouvelle forme de réalité en vous.

En ce mot répétitif, j'inclus évidemment toutes vos vies antérieures, car vous vous en doutez, vous avez vécu à moult reprises, des blessures, des rejets, des abandons etc...
Vous imaginez sans problème, que toutes ces pensées cumulées, ont forcément installé, en vous un égrégore de croyances qui s'est implanté et a poussé, comme une vérité. Le résultat de toutes ces « fausses informations » a fait de tous ces vécus, une généralité.

La personne qui vous a blessé devient alors « Toutes les personnes me blessent et le monde extérieur est un réel danger pour moi ». Vous vous retrouvez ainsi, à vivre votre vie dans la non confiance, dans la peur de tout et de tout le monde. Vous finissez par vous couper de tout, de tous et de vous-même.

Bien des années plus tard, vous allez, sans le comprendre, vivre différents cas de figure : Être à nouveau rejeter par quelqu'un. Rejeter l'Autre, l'amour ou l'amitié, qu'il vous porte. Avoir envie que l'Autre s'approche de vous, mais il ne le fera pas. Rêver de pouvoir faire le premier pas, mais d'être complètement tétanisé par la peur d'approcher l'Autre etc...

Cet exemple n'est qu'un seul parmi tant d'autres, car vos incarnations ont été riches de vécus, de ressentis, d'émotions, qui ont tous fait naître et alimenté, en vous des émotions et des schémas de protection divers et variés.

Au cours d'une séance d'Accompagnement de soi, grâce au SOI, nous allons nous pencher sur vos schémas de protection, qui sont reliés à vos états de mal être, car ce sont eux qui provoquent en vous, des malaises, des désagréments, des freins que vous venez comprendre, éclaircir et dénouer, lors de nos entrevues.

La personnalité et les sentiments

Parlons à présent des sentiments, car ils ont une place prépondérante dans votre existence. Votre personnalité ignore que les premiers instants d'une rencontre avec l'Autre, sont une reconnexion d'Âmes. En une fraction de seconde, cette reconnexion est globale et le charme de la fusion des Âmes, s'opère.

Ces retrouvailles d'Âmes, restent inconscientes pour votre personnalité, qui appréhende ces rencontres, avec sa vision un peu restrictive de ce qu'elle ressent sur l'instant. Elle entrevoit, ces connexions d'Âmes, comme étant le fameux coup de foudre. Très vite, elle commence à projeter et à nourrir tous ses vouloirs et toutes ses attentes, qui essayent de contrôler et d'emprisonner cette fusion d'Âmes.
C'est à cet instant que vous vous entendez dire : « J'ai rencontré l'amour de ma vie, mon Âme-sœur et c'est pour toute la vie ».

Votre personnalité n'a pas l'amplitude nécessaire de voir au-delà du miroir des apparences. Sans le savoir, elle vit ses sentiments d'aujourd'hui en fonction de l'éventail de ses émanations karmiques. N'ayant aucun souvenir de cela, elle pense, que tout ce qu'elle éprouve sur l'instant est simplement relié au moment présent. En cette seconde, elle est loin de se douter, que tout ce qu'elle ressent est amplifié et parfois tronqué, par tout ce qu'elle a vécu avec l'Autre antérieurement. Ainsi elle fait de son « maintenant » une certitude de vie, dans laquelle, elle se cantonne et enferme l'Autre.

Une fois que la rencontre d'Âme a eu lieu dans la matière, ce sont les mémoires réveillées en vous et que vous êtes venues vivre et réharmoniser, qui passent au premier plan et qui vont s'exprimer en donnant le ton à votre relation.

Il ne faut pas oublier le facteur essentiel, des vies antérieures et leurs lots de dettes karmiques ! Dans toute cette ribambelle d'existences, vous avez expérimenté différentes situations et différents états d'être, les uns avec les autres.

Vous avez eu des vies, où vous avez vécu dans le bonheur et la communion avec l'Autre et ce sont elles, qui sont à l'origine de votre attirance et de vos coups de cœur d'aujourd'hui. Mais vous avez également eu des vies de conflits, de dualités et d'incompatibilités avec ce même Autre. Ainsi, bien souvent, après les premières effusions de la rencontre, les désaccords, que vous avez vécus dans le passé avec l'Autre, ressurgissent.

Pour récapituler, vous avez avec l'Autre, des mémoires de sentiments très forts, mais également des mémoires de ressentiments tout aussi forts. Cela vous explique pourquoi dans cette existence, il vous est arrivé, après la belle attirance du début, d'être rapidement en conflit et de ne plus vous sentir en cohérence avec l'Autre.

Il est fort possible, que vous ayez eu également, un irrésistible coup de cœur pour une personne et que celui-ci ne soit pas réciproque. Aimer quelqu'un et ne pas être aimé en retour, peut s'avérer être une souffrance insoutenable, lorsqu'il y a oubli des vies précédentes.

Je ne dis pas que cela est moins douloureux, lorsque que vous avez conscience de vos existences passées, mais cela peut vous apporter des réponses à vos questions et vous apaiser considérablement.

Cela peut également vous éviter de rester bloqué dans votre souffrance, au point de ne plus être disponible pour une nouvelle rencontre, qui elle, pourrait déboucher sur un amour partagé et vous donner l'opportunité d'être à nouveau épanoui et heureux.

Votre Évolution vous conduit et vous pousse à retrouver cet Autre, afin de rééquilibrer votre passé karmique commun. Cela peut vous sembler être délicat à vivre dans la vie de tous les jours, car dans ce concept novateur, rien ne peut vous assurer, que les rencontres que vous faites ou allez faire, vont perdurer. Par contre, le fait de savoir et d'être convaincu, que tout ce qui a été rééquilibré ne se représentera plus dans votre quotidien, vous remplit de soulagement et de contentement. Vous savez au plus profond de vous, que chaque jour, est une nouvelle libération pour vous et également pour l'Autre. Ce qui à mon sens, est une belle avancée sur le chemin du bonheur.

Les sentiments de votre personnalité sont toujours reliés au regard de l'Autre, à ce besoin vital de l'Autre, à ce qu'il pense, ce qu'il aimerait que vous soyez, que vous fassiez, etc... et vice et versa. Elle alimente ses inclinaisons à partir de ses vouloirs et de ses attentes, dans cette extrême urgence de vivre la relation à tout prix, quitte à vous faire souffrir, à faire souffrir l'Autre et à vous couper de votre propre liberté d'être.

Dans sa grande illusion, elle croit sincèrement que les attachements, qu'elle éprouve, sont reliés à la compatibilité. Elle se met dans l'illusion, en idéalisant l'Autre, comme étant l'homme parfait ou la femme parfaite et ce, pour toute la vie.

Votre personnalité a rendu « sacré » ses sentiments, au détriment du réel Amour d'Âmes. Ce qui vous coupe de la substance de l'Amour que vous vous portez et que vous portez à l'Autre.

Cela amène inévitablement la désillusion, lorsque votre personnalité s'aperçoit, que ce n'est pas une réalité et que celle-ci la fait souffrir. La confiance se coupe et les sentiments s'atténuent, jusqu'à devenir inexistants, ou bien se changer en ressentiments, envers cet Autre, qui a tant déçu vos attentes et a démoli tout votre beau château de cartes.

Les liens karmiques ne sont malheureusement pas négociables ! Ils sont simplement reliés à des expériences de vie, qui vous sont utiles de traverser, afin de vous libérer de toutes vos illusions. Ils vous aident à comprendre et à vivre l'ampleur de tout ce qui vous relie avec l'Autre.

Le Chemin de Vie de l'Autre

Je vous ai parlé de votre Chemin de Vie et de ses deux routes qui sont les vôtres, mais il peut se présenter, parfois dans votre parcours, une bifurcation, que vous empruntez, sans le savoir et qui vous éloigne considérablement de votre Chemin d'Évolution.

Lorsque votre personnalité mise tout, sur les sentiments qu'elle éprouve pour l'Autre et qu'elle décide de tout faire, pour que cette union, marche envers et contre tout, elle vous fait, vous oublier totalement. Vous vous retrouvez sur une troisième route, qui n'est pas la vôtre, mais celle de l'Autre, de ses envies, de ses besoins, que vous laissez devenir votre priorité. Votre seule et unique préoccupation, va être de les satisfaire désespérément, en oubliant complètement que vous existez et que vous aussi, vous avez des besoins et des envies.

Comme je vous en ai déjà parlé plus haut, votre parcours d'incarnation est intimement relié à votre taux vibratoire et à l'essor de celui-ci. Lorsque vous vous retrouvez sur le Chemin de Vie de l'Autre, vous acceptez, sans vous en douter, toutes les expériences de vie, qui sont reliées à son propre taux vibratoire et qui ne correspondent plus au vôtre.

Vous devenez, alors, la victime de vos propres sentiments et au nom des vouloirs de l'Autre, vous vous perdez en chemin et votre existence ne vous appartient plus. Vous ne trouvez plus les ressources qui sont à votre disposition sur votre propre route et vous commencez à errer, l'Âme en peine.

Ce que vous vivez, vous met dans un grand mal être et vous pompe toute votre énergie. Vous vous sentez épuisé, vidé et cela déclenche en vous cette lassitude, qui vous entraîne, inexorablement vers la dépression. Une profonde coupure avec votre joie de vivre, vos envies et votre bien-être, vous envahit et lentement, à petit feux, cela vous détruit.

Ce choix très inconscient, je tiens à le préciser, est relié à vos mémoires antérieures, à vos anciens schémas de fonctionnement, qui ont fui leur Chemin de Vie, pour se perdre dans celui de l'Autre. En faisant ce choix, ils se sont coupés de leur propre Énergie de Vie.

Ce vouloir fuir, vous a fait sortir de vos rails d'Évolution et a créé une scission importante avec l'Âme, jusqu'à aller parfois rompre le contrat, que vous aviez avec Elle. Ce qui a eu comme conséquence, la stagnation de votre propre Évolution. Il vous a fallu plusieurs incarnations afin de retrouver le fil d'Ariane, qui vous a aidé à sortir de ce labyrinthe et vous a ramené dans les traces de votre Chemin d'Évolution.

Les illusions et les déboires reliés aux sentiments

L'illusion est de penser et de croire que cette Puissance d'Amour que vous portez et que votre personnalité appelle, les sentiments, n'est reliée qu'à une seule ou à quelques personnes bien définies. Cette croyance illusoire, vous enchaîne à l'Autre et l'emprisonne également dans cet Amour-sentiment exclusif.

Elle construit tout un monde factice, autour de ces sentiments et lorsque l'Autre part, qu'il vous trompe ou vous déçoit, tout cet univers s'écroule autour de vous et en vous.

Ce raz-de-marée emporte tout sur son passage, il vous fait brutalement redescendre de votre nuage et à ce moment-là, tout vole en éclat. Les qualités de l'Autre qui vous avaient tant séduit, disparaissent, s'évanouissent et laissent la place à tous ses défauts, que vous n'aviez pas vus, ou pas voulu voir. Votre belle relation idyllique ressemble, tout d'un coup à un soufflet au fromage, qui, en sortant du four, se dégonfle rapidement et se ratatine.

Vous vous retrouvez dans ce que j'appelle « L'œil du cyclone », dans cet espace de constat sans fard, qui, sans ménagement, vous oblige à voir clairement cette douloureuse réalité, que vous avez tout simplement été aveuglé par vos sentiments. Vous admettez alors, qu'ils n'étaient pas alimentés par une réelle compatibilité de cœur, mais par ce vouloir, ce besoin irrépressible d'aimer et d'être aimé.

La compatibilité, n'est pas une conséquence directe des sentiments ou d'une attirance physique, car ceux-ci ne débouchent pas obligatoirement sur une réelle concordance, elle est une Évidence. Celle-ci est reliée à de profondes affinités, qui vous font constater avec bonheur, que vous avez les mêmes envies, la même dynamique dans les projets de vie et qu'ils vont dans la même direction, que ceux de l'Autre. Vous vous sentez si bien ensemble, que les mots deviennent inutiles. Cela ne veut pas dire que vous êtes identiques, cela vous montre simplement, que vous êtes sur la même longueur d'onde et qu'au-delà de vos différences, vous pouvez vous accompagner sur le même chemin et vous enrichir mutuellement.

Antoine de Saint-Exupéry a écrit : « **Aimer, ce n'est pas se regarder l'un l'autre, c'est regarder ensemble dans la même direction** ». Cette phrase prend ici, tout son sens.

La compatibilité est un réel échange, un réel partage de vous à l'Autre et réciproquement. Au cœur de celle-ci, vous êtes véritablement à l'écoute de ses besoins essentiels, ce qui n'est pas forcément le cas, dans la complexité des sentiments. Ceux-ci vous persuadent que vous connaissez vraiment les envies de l'Autre mais très souvent ils vous font passer à côté, de ses souhaits les plus intimes.

Nous recherchons toutes et tous, à être compris, écoutés et aimés tels que nous sommes et toutes ces belles aspirations, cher lecteur, voient le jour au cœur même de la compatibilité.

CHAPITRE 6

Le Chemin d'Évolution vu par l'Âme

Le but de votre Évolution, est de laisser la route de la personnalité, cette partie de vous qui a oublié, qui elle est vraiment et ce que vous êtes réellement, pour aller sur la route de l'Âme, qui est la réunification Consciente de l'Être matière et Lumière que Vous Êtes.

Vous empruntez la route de l'Âme, lorsque vous avez Conscience d'une autre dimension à l'intérieur de vous. Cette route est celle de la Transformation, de la Transmutation, de la personne que vous pensiez être, en l'Être que Vous Êtes en réalité.

Sur ce parcours d'Âme, vous allez rencontrer des aides, des clés, qui vont vous permettre d'évoluer en conscience et à votre rythme. L'Accompagnement de soi, grâce au SOI, que je vous propose, en fait partie.

Cet Accompagnement, vous aidera à transformer votre personnalité et à laisser la magie de votre Âme, agir et œuvrer au plus profond de vous. Il vous guidera pas à pas et vous permettra de retrouver tout votre potentiel d'alchimiste, afin de changer votre plomb en or et de sublimer, ce que vous êtes déjà au cœur de vous-même.

La Transformation, l'Alchimie Intérieure

La Transformation, par définition, est un changement d'état conscient, qui vous permet de sortir de cette spirale infernale, que l'on appelle la fatalité. Elle vous permet de reprendre en main votre vie et sa destinée, en acceptant de modifier en vous, les informations antérieures, qui ne vous correspondent plus, en les remplaçant par celles, qui sont conformes à ce que vous êtes aujourd'hui. Ce qui, soyez-en persuadé, ramènera en vous la fluidité, l'équilibre et le bien-être.

Votre Alchimie Intérieure, commence lorsque vous vous ouvrez à ce que vous êtes vraiment : une Âme en Évolution dans la matière, qui, aujourd'hui, n'est plus la victime de sa personnalité et de toutes ses illusions.

Vos mémoires cellulaires, une fois épurées de leurs anciennes lourdeurs, se transforment et peuvent à nouveau avoir accès, au souvenir de leur Mémoire Lumière. Elles alimentent ainsi, par leur Flamme Originelle réanimée, le Feu Divin de votre Conscience d'Âme.

Le plus beau symbole de la Transformation, que Mère Nature nous permet de contempler, est incontestablement le papillon. Je pense, sans trop m'avancer, que vous serez entièrement d'accord avec moi, concernant cette affirmation.

Celui-ci, avant d'être un magnifique papillon, était une chenille, qui croyait dur comme fer, être simplement une chenille. Mais voilà, l'Évolution n'est pas, et n'a jamais été compatible avec les convictions bornées, qui entraînent à la longue la stagnation. Il y a une grande différence entre, avoir confiance et se laisser porter par le flot de la vie et être aveuglé et emprisonné par des certitudes, qui appauvrissent et assèchent le cours de cette fluidité.

Ainsi l'extraordinaire et indomptable Puissance de la Vie, comme pour lui faire apprendre cette belle leçon, que trop de certitudes, tue la certitude, emporte la chenille sur ses ailes et lui fait découvrir un monde merveilleux, où Tout est possible. Ce monde est empreint de féerie, qui l'entoure de sa divine protection et dans cet espace enchanté, la chenille se transforme, en un somptueux papillon.

Ainsi libérée des chaînes pesantes de ses croyances limitées, la chenille devenue papillon, peut ouvrir ses ailes multicolores et s'envoler, afin de découvrir l'infinie beauté de l'existence.

La morale de cette belle histoire, nous amène à cette souplesse, que le papillon sans la chenille, ne serait jamais devenu un papillon et que la chenille, sans la Transformation, ne se serait jamais métamorphosée en un papillon libre et majestueux.

Ainsi l'être humain commence son existence, en tant que chenille et sans renier ce qu'il est et ce qu'il a vécu, peut au cours de celle-ci, devenir un papillon.

L'Accompagnement du soi, grâce au Soi, est semblable à un cocon soyeux, qui vous enveloppe et dans lequel, vous pouvez réouvrir, les portes de votre magie intérieure et laisser, en toute confiance, s'accomplir votre Transformation.

L'importance des mémoires cellulaires

Au cours des séances d'Accompagnement de soi grâce au SOI, j'aborde avec vous les mémoires cellulaires. En ce qui me concerne, ces mémoires sont une réalité qui apporte à mon approche thérapeutique, toute la logique essentielle à une bonne compréhension et une bonne intégration.

Toutes les Âmes qui s'incarnent sur Terre, naissent avec le même Droit Divin d'Évolution. Ce qui va les différencier ensuite, ce sont les mémoires cellulaires qu'elles portent et qui leur sont propres. Celles-ci vont déterminer et être à l'origine de leur parcours de vie. Ce qui explique bien, il me semble, les différentes vies et états d'être de chacun.

Il existe, en vous, plusieurs sortes de mémoires cellulaires :

Celles qui sont « réveillées » et que vous reconnaissez aisément aujourd'hui, puisque vous avez encore les mêmes traits de caractère, vous faites encore les mêmes actions et les mêmes choix que l'Autre.

Celles qui vous rappellent les comportements, les décisions et les agissements, qui ont été les vôtres, dans votre enfance, votre adolescence etc...

Celles qui sont « endormies » mais qui sont latentes, que vous n'avez jamais vécues dans cette vie et qui vous paraissent totalement étrangères à ce que vous êtes.
Ces mémoires sont pourtant bien présentes en vous et elles sont révélatrices, dans certaines pulsions, certaines pensées fugaces, qui en une fraction de seconde, vous submergent.

Que la personne, qui n'ait jamais eu envie, ou imaginé transgresser toutes les lois et « tordre le cou », voire pire, à celui ou celle qui l'a profondément blessé, ou trahi, lève le doigt !

Ces mémoires ne sont pas actives, en vous, aujourd'hui, elles n'ont donc pas la possibilité de contrôler vos actes. Elles sont, juste, des expressions de vous-même, qui ont vécu, dans des vies passées et qui portent en elles, tous les états d'être, les faits, les gestes, les pensées, les croyances, qui ont été les vôtres antérieurement. Elles sont tapies secrètement en vous et entravent votre fluidité et votre équilibre d'aujourd'hui.

L'effet miroir, un grand pas vers Soi

Dans un premier temps, l'effet miroir consiste, à voir en l'Autre et en l'événement extérieur, le miroir de vous-même. Il vous aide à accepter que tout ce que vous voyez en face de vous, est un reflet exact des mémoires ou des schémas de fonctionnement que vous portez. Vous reconnaissez, tout simplement, que tout ce que l'Autre est, vous l'avez été et que vous l'êtes encore en mémoire.

L'effet miroir est la représentation la plus explicite de vos antériorités, que l'Autre vous montre à l'instant T. C'est comme passer devant un miroir et vous voir, vous, en pleine action, jouer la même scène, mais dans un autre corps, une autre identité, une autre existence.

L'effet miroir c'est avant tout, voir et comprendre la problématique qui est en vous et en faire le tour, grâce à ce que l'Autre vous montre. Ce n'est pas essayer de la transformer, dans le but, d'arranger ou d'atténuer la sienne. Cela reviendrait à reprendre la responsabilité d'interagir sur sa vie, ce qui serait une façon détournée, pour vous, de vous remettre sur l'échiquier du « je » de manipulation.[*]

Ce qui vous appartient est à vous et ce qui appartient à l'Autre, est à l'Autre.

Ainsi, votre approche sera juste et n'aura aucune conséquence vis à vis de son Chemin d'Évolution. Vous ne deviendrez pas son sauveur et par conséquent, vous ne le rendrez pas victime de votre vouloir.

L'effet miroir a une règle d'or, celle de vous faire concevoir et admettre que vous n'êtes pas responsable de l'Évolution de l'Autre, mais par contre, que vous êtes le principal instigateur de la vôtre.

Dans un deuxième temps, ce Travail, vous offre la possibilité, de constater et de reconnaître toutes les émotions, les schémas de protection et les blessures, que l'Autre, dans sa grandeur, fait ressurgir du plus profond de vous.

Cette acceptation consciente d'avoir en face de vous, le miroir de vous-même, a des répercutions émotionnelles, qui vous font voir la réalité, bien souvent masquée, de ce que vous portez et qui peuvent très souvent vous mettre dans un certain mal être.

---

[*] Cf : Le « je » de manipulation de l'ego page 23

Il vous est certainement déjà arrivé, comme tout à chacun, d'avoir honte ou d'être gêné du comportement d'autrui. Pourquoi cela vous touche-t-il à ce point, si les actions de l'Autre, ne sont pas reliées à celles que vous avez déjà faites auparavant ?

Si les actions de l'Autre, étaient justes rattachées à ses propres modes de fonctionnement, vous ne seriez pas affecté par celles-ci. Si vous l'êtes, c'est qu'à l'intérieur de vous, il y a une résonance, qui ravive cette évidence, que vous avez vécu exactement, les mêmes états d'être et que vous ressentez, encore aujourd'hui, les impacts inconscients de ces expériences d'hier.

Ces deux configurations de l'effet miroir, vous permettent d'effectuer en vous, une Transformation totale. Non seulement, vous vous voyez et vous vous acceptez complètement en l'Autre, mais vous constatez et identifiez également, tous les états d'être, que cette reconnaissance, fait réapparaître de vous-même.

Tout ce Travail intérieur, vous permet d'épurer les conflits et les dualités, installés dans vos mémoires cellulaires et de les transformer, en compréhension, en acceptation et en paix.

La boucle est bouclée et l'Aide que l'Autre est venue vous apporter est complètement finalisée.

Dans cet Accompagnement de soi, grâce au SOI, cet effet miroir, je l'ai appelé le « Travail d'Accueil ». Accueillir en vous tout ce que l'Autre vous montre, est la plus belle preuve de votre acceptation, qu'il est vraiment votre miroir et qu'il est réellement votre plus grand Enseignant.

Lorsque vous commencez en conscience ce Travail d'Accueil, il est très important d'avoir compris et accepté ce que vous êtes réellement : une Âme qui a repris un corps, une identité, une existence et qui vient rééquilibrer ses déséquilibres d'hier, et déployer sa Conscience, afin de comprendre son parcours d'incarnation et sa vraie présence ici et maintenant.

Ce Travail d'Accueil est une évidence, une conception profonde, de vous voir et de vous reconnaître dans l'Autre. C'est retrouver en vous cette énergie de paix et de sérénité, qui vous permet de vivre l'instant présent, dans cette belle impartialité de ce qu'il est.

L'efficacité de ce précieux Travail, est à son apogée, lorsqu'il est accueilli avec bonne volonté et envie à l'intérieur de vous, tel un ami qui viendrait, avec plaisir, vous rendre visite. Il est votre partenaire d'Évolution, ne le considérez pas comme une simple tâche à accomplir, car il prendrait alors, un aspect mécanique et deviendrait très vite une obligation rébarbative.

Il est important de lui redonner, la Noble Dimension d'Accueil, qui est la sienne. Cet Élan d'Amour qui vous invite à réouvrir les portes de votre maison, afin de vous recevoir vous-même chaleureusement.

Tout est honorable et sacré dans l'Autre, même lorsque sa présence, vous fait vivre des événements qui vont vous bousculer. C'est un acte d'Amour que l'Autre met en place, pour vous libérer et vous faire grandir de vous à vous. Souvenez-vous du Pacte d'Âmes[*] ! Grâce à son intervention, vous arrivez à trouver en vous, l'Énergie de pardon, de compréhension et vous recontactez cette merveilleuse évidence, qui est : « Grâce à l'Autre je grandis, grâce à l'Autre je m'allège de mes lourdeurs et grâce à l'Autre je deviens meilleur ».

Le Travail d'Accueil est la clé, qui ouvre votre coffre aux trésors, débordant de toute la richesse de vos qualités de cœur, que vous êtes venu redécouvrir et exprimer dans votre vie.

Il est une reconnaissance profonde et intime de vous antérieurement, mais également de vous, dans votre ici et maintenant. Il s'alimente de votre Amour et vous donne l'opportunité, de pacifier votre passé et votre présent. C'est une délicieuse alchimie qui se met à l'œuvre et qui vous rempli d'une extraordinaire Puissance de Transformation.

Ce Travail d'Accueil est également une très jolie façon de vous rendre hommage. Toutes vos introspections, toutes vos compréhensions, doivent être suivies d'un temps de gratitude envers ce que vous êtes aujourd'hui et la Conscience qui est la vôtre, car sans vous, rien ne pourrait se faire !

« Je vois mon reflet en l'Autre, je le comprends, je le pacifie et je me remercie sincèrement pour la Conscience que je porte. »

Le Travail d'Accueil et les Paramètres Père & Mère

La première étape du Travail d'Accueil, commence par vos parents physiques.

Ils sont, en règle générale, les deux premières personnes que vous retrouvez, lorsque vous arrivez dans l'incarnation et qui vous suivent tout au long de votre existence.

Ils portent en eux, une grande majorité de ce que vous êtes venu comprendre, voir, accepter et enfin transformer.

---

[*] Cf : Le Pacte des Âmes page 11

Vos parents, vont vous montrer très tôt, tous les déséquilibres qui sont encore les vôtres et que vous êtes venu rééquilibrer dans cette incarnation. Ils vous révèlent également, toutes les réconciliations que vous avez déjà faites de vous à vous auparavant, dans d'autres incarnations.

Fort heureusement, vos parents, ne vous ont pas manifesté et fait vivre que des tourments ou des souffrances ! Ils vous ont également dévoilé, toutes leurs qualités, qui sont également, des facettes de vous-même, qui, elles, sont déjà en harmonie.

Tout au long de son parcours d'incarnation, l'Être Humain, va vivre différents aspects de lui-même. Ainsi, auprès de chaque personne qu'il va côtoyer, il aura donc un rôle différent.

Votre père ou votre mère, ont été eux aussi, les enfants de..., les frères, les sœurs de..., les amis de..., les maris, les épouses de... et ils ont également eu, une vie professionnelle.

Ces statuts divers et variés, peuvent être identifiés à des poupées russes, qui s'imbriquent, les unes dans les autres. En thérapie, je les nomme, des Paramètres.

Ainsi votre père est venu vous montrer, certains aspects des Paramètres masculins et votre mère, ceux des Paramètres féminins. Tout au long de votre existence, ils vous ont exposé tour à tour, tous ces Paramètres, que vous êtes venu retrouver et reconnaître, pour mieux comprendre vos modes de fonctionnement, vos blocages et vos déséquilibres.

Aujourd'hui, dans cette Nouvelle Conscience qui est la vôtre, vous pouvez réaliser et admettre que vos parents, vous ont juste démontré, ce que vous étiez déjà à l'intérieur de vous-même et qu'ils ne vous ont pas formaté, comme vous l'avez pensé pendant des années.

Bien évidemment toutes les autres personnes qui ont jalonné votre vie, vous ont dépeint, de la même façon, ce que vous aviez besoin de voir de vous et en vous, pour mener à bien votre but d'Évolution.

Grâce à ce Travail d'Accueil, vous allez pouvoir identifier, dans vos souvenirs, quelles sont les expressions de vous, que tous ces Êtres sont venus vous révéler, vous dévoiler.

Vous allez également apprécier, toutes les belles qualités que l'Autre porte et reconnaître, sciemment, que vous les portez également, puisqu'il est votre miroir. Je le répète, il est très important, voire essentiel, de vous valoriser et de vous estimer à présent à votre juste valeur.

Avec votre recul d'aujourd'hui, tout votre passé va devenir une évidence et l'analyse que vous allez en faire, va vous permettre d'accepter, d'accueillir et de faire la paix avec tout votre monde intérieur et extérieur.

Vous allez pouvoir ressentir une immense reconnaissance et gratitude, pour vous-même et pour toutes ces Merveilleuses Personnes, qui sont venues vous aider, dans cette belle et grande mission, qui est celle, de vous réconcilier avec vous, avec Elles et avec votre vie.

Ce Travail d'Accueil, vous réconcilie avec votre couple intérieur. Il vous permet de recréer en vous, l'harmonie et l'équilibre, entre votre Énergie Féminine et Masculine[*]. Toute votre vie, va bénéficier de votre nouvelle fluidité intérieure, dans cette acuité que tout ce qui subsiste dans votre matière, est la réplique exacte, de ce qui demeure en vous.

L'Accompagnement de soi, grâce au SOI et la Compréhension des états émotionnels

J'entends très souvent, au cours des séances de Thérapie, les personnes me dire : « Je vis continuellement les mêmes désillusions, les mêmes échecs, les mêmes souffrances etc... J'ai l'impression de tourner en rond dans ma vie et d'être continuellement dans un schéma qui se répète encore et encore. »

Dans ce Travail d'Accompagnement de soi, grâce au SOI, il y a plusieurs explications à cela. Il est, en premier lieu, essentiel de comprendre et d'accepter, que vos états émotionnels, sont comparables à un grand distributeur de boissons. Dès que la première bouteille tombe, une autre se présente et puis une autre et ainsi de suite.

Vous avez lu dans les pages précédentes, que la notion du karma, est une vue bien amplifiée, de ce que vous vivez dans votre ici et maintenant. Cette ouverture de conscience, vous donne accès à des informations, qui vous aident à embrasser toute l'étendue antérieure, de votre existence d'aujourd'hui.

Ainsi cette approche, vous permet d'accepter, que tout ce que vous vivez ici et maintenant est relié à vos vies passées. Donc dans cette logique, ce fameux schéma de répétition n'en est plus un. Il s'agit en réalité, de plusieurs règlements karmiques, que vous vous êtes accordés d'acquitter aujourd'hui.

---

[*] Cf : Le Message de l'Âme page 8

Ceux-ci, peuvent vous paraître identiques, mais ils sont différents à chaque fois, puisque ce n'est pas avec la même personne que vous les vivez et les rééquilibrez.

Faisons ensemble un voyage dans le temps. S'il vous était possible de monter dans une machine, qui ait la capacité de vous transporter dans vos vies antérieures, vous auriez la possibilité de voir et de constater par vous-même, que vous avez, vous aussi, fait souffrir Pierre dans une vie, Paul dans une autre, Jacques encore dans une autre etc...

Avant de revenir dans votre présent, vous auriez également la possibilité de faire une halte, sur les Plans Subtils, pour rencontrer votre Âme, qui pourrait vous tenir ce discours : « Tu vois, tous ces déséquilibres que tu as crées dans ces autres vies, dans cette incarnation tu es venu tous les rééquilibrer. Ainsi dans ton existence d'aujourd'hui, tu retrouveras Pierre, Paul, Jacques etc... qui te feront souffrir à leur tour. Tu auras ainsi la possibilité, de réajuster en peu de temps, toutes ces disharmonies d'hier et tu te feras l'immense cadeau de t'en libérer. »

Je reste persuadée, qu'en revenant dans votre ici et maintenant, vous n'auriez plus du tout la même vision, de votre vécu d'aujourd'hui avec Pierre, Paul, Jacques etc... Vous seriez tout simplement en paix avec ce passé proche et vous ne pourriez plus vous donner cette information : que vous vivez en boucle la même souffrance.

Il y a un autre facteur qui rentre en ligne de compte : Celui de vos « fausses croyances ». Lorsque vous vous répétez à longueur de temps, que vous ne vivez que des échecs et des souffrances avec l'Autre, cette information, vous maintient malgré vous, dans une fatalité, qui au-delà du rééquilibrage karmique, va devenir une réalité de vie pour vous !

L'Accompagnement de soi, grâce au SOI, vous offre la possibilité d'analyser, de comprendre et de désamorcer vos états émotionnels d'aujourd'hui, en étant dans cette Conscience, qu'ils ne sont pas le fruit du hasard, mais qu'ils sont le juste reflet, de ce que vous avez vous-même fait vivre à l'Autre ultérieurement.

Lors des séances de Thérapie, nous allons à la rencontre de vos états émotionnels, de vos schémas de protection, jusqu'à atteindre leurs souffrances d'origine.

Nous prenons le temps de lever les voiles qui les recouvrent et de les éclairer. Nous leurs laissons ainsi la parole, car vos blessures, au travers de leurs larmes, vous parlent d'elles et de leurs vécus.

Ainsi, vous pouvez avec compréhension et délicatesse, les panser, les soigner, en leur apportant, ce qui leur a cruellement manqué : La reconnaissance, l'amour, la tendresse. Tout autant d'attentions apaisantes, qui leur sont indispensables, afin d'avoir la possibilité de cicatriser leurs plaies.

Ce nouveau regard, que vous apporte l'Accompagnement de soi, grâce au SOI, vous permet d'alléger le présent de son contexte et de ne plus rejeter la responsabilité ou la faute, de cette blessure, sur le/la protagoniste ou l'événement d'aujourd'hui, qui eux, ne font que vous montrer, ce que vous portiez déjà en vous.

Vous avez, ainsi, la possibilité de ne plus leur en vouloir consciemment et donc de ne plus être en colère, ni dans le jugement. Ce qui vous donne l'occasion, dans votre ici et maintenant, de ne pas réitérer et entretenir une nouvelle blessure, qui par ricochet, va engendrer un nouvel état émotionnel, ainsi qu'un nouveau schéma de fonctionnement ou de protection à l'intérieur de vous.

Cet Accompagnement de soi, grâce au SOI, vous permet à l'aide de toutes ces compréhensions, d'arrêter, enfin, la dynamique destructrice de la personnalité.

Les Nettoyages Énergétiques

Dans le Chapitre 2, l'Âme grâce à son Message, vous confiait qu'en prévision d'une nouvelle incarnation, elle densifiait son Énergie et qu'elle reconstruisait, Plan après Plan, ses Corps Subtils, qui allaient permettre la matérialisation du corps physique.

Elle vous expliquait également, que ces Corps portent les mémoires antérieures, qui seront à l'origine du Chemin de Vie du futur être incarné. Ces souvenirs passés, vont lui faire vivre des situations, des événements, des rencontres qui lui seront nécessaires pour parfaire son Évolution.

Tout ce parcours, va réveiller, en lui au niveau cellulaire, des émotions, des schémas de fonctionnement ou de protection, qui vont laisser des traces, aussi bien émotionnelles que physiques.

Lors d'une séance d'Accompagnement de soi, grâce au SOI, je vous explique, le contenu de ce Travail et l'impact bénéfique qu'il a sur vous, mais je mets également l'accent, sur l'importance des Nettoyages Énergétiques.

Au cours de nos échanges, les introspections et les nouvelles compréhensions qui sont les vôtres, se substituent aux anciennes informations, contenues dans vos cellules. Ces données révolues ne vont pas disparaître, elles vont remonter et se nicher dans vos Corps Subtils.

Si celles-ci ne sont pas nettoyées, épurées, elles vont les surcharger de leurs lourdeurs et comme tout ce qui est présent dans votre Énergétique, redescend dans les cellules de votre corps physique, elles vont finir par se réinstaller à l'intérieur de celles-ci.

Vous allez donc avoir en vous, deux informations contradictoires, qui vont se partager le même espace, à cela près, que vos croyances antérieures ont tout le poids du passé et qu'elles vont chasser vos nouvelles compréhensions. Cela va avoir comme répercussion, la réapparition de vos anciennes difficultés, qui vont à nouveau, gouverner et se refléter dans votre quotidien. Ainsi, vous allez continuer à être victime de leurs désagréments, tout en sachant consciemment, que vous aviez trouvé les clés pour vous en libérer et qu'elles se sont envolées.

Je ne connais rien de plus déstabilisant, que de savoir comment désamorcer un mécanisme et de ne pas pouvoir empêcher sa mise en route.

Pour éviter ce désastreux processus, je vous propose à la fin de notre entrevue, de nettoyer vos Corps Énergétiques, ce qui aura pour bienfait, d'ôter toutes ces surcharges. Cette Aide supplémentaire, vous allège véritablement de vos empreintes passées et vous permet de reprendre le cours de votre existence, en étant en réelle cohérence, avec ce que vous avez compris et ce qui est à présent à l'intérieur de vos cellules.

Les Nettoyages Énergétiques, sont une bénédiction. Ils sont des alliés bienveillants, de précieux coups de pouces, envoyés spécialement pour vous, par votre Âme.

Le regard d'Âme, une nouvelle perception de Soi

Ce regard d'Âme est une Autre façon de voir et de percevoir à l'intérieur de vous.

Vos yeux physiques distinguent ce que vous, vous percevez grâce à eux. Prenons un exemple concret : Un être humain voit, un chien également, mais l'un perçoit toutes les couleurs et l'autre n'en reconnaît que certaines. Pourtant les deux voient. C'est juste la faculté de voir qui est différente. L'être humain a les trois cônes, qui lui permettent de percevoir la totalité des couleurs et le chien n'en a que deux. Loin de moi l'idée, de vous dire que le chien a une vision de cœur restreinte, bien au contraire ! Cet exemple m'a paru juste idéal, pour édulcorer le fait que le regard physique a ses limites et peut varier d'un être à l'autre.

Si à l'intérieur de vous, vous ne percevez qu'une réalité physique de l'instant présent, vos yeux vont voir et vous redonner cette réalité physique. Mais si à l'intérieur de vous, votre façon de percevoir les choses est amplifiée par votre regard d'Âme, vous ne voyez plus la même réalité. Lorsque vous regardez un arbre, soit vous le voyez simplement comme un arbre qui a un tronc, des branches et des feuilles, soit vous distinguez en lui toute la nature, toute la création qu'il Est et qu'il Représente. Le regard d'Âme vous permet de sortir d'une vision restreinte et de percevoir la réalité de toutes choses.

A ce propos, Le Maître Sanat Kumara m'a transmis ce Message :

« J'aimerais vous parler de cette affirmation, qui est devenue pour l'Être Humain, une croyance, une vérité vraie : « Je ne crois qu'en ce que je vois !».

Pour certains qui ne voient qu'avec leurs yeux physiques, cette phrase leur paraît juste, puisqu'ils perçoivent le monde qui les entoure, tel que leurs yeux le voit.

Pour tous ceux qui voient le monde avec les yeux de l'Âme, elle prend un tout autre sens. Le « Je crois en ce que je vois » devient « Je vois enfin la réalité de ce qui existe et je croîs, je grandis, je m'expanse grâce à Elle et en Elle. »

Cette affirmation est juste, elle est tout simplement mal orthographiée. Elle est en réalité « Je ne croîs qu'en ce que je vois ! » Ce qui revient à dire « Je grandis en fonction de la réalité qui est la mienne. » »

Ce regard d'Âme, vous permet de comprendre que l'Évolution est toujours bénéfique et qu'elle est toujours reliée à votre bien-être. Votre Âme ne prévoit jamais des expériences de vie, pour vous faire du mal ou pour s'en faire, par répercussion.

Dans sa vision claire et globale de l'Évolution, Elle sait ce qui va être judicieux et juste pour vous de vivre, de ressentir, afin de vous aider à aller chercher, puiser en vous, la force, la puissance nécessaire pour le dépasser, le transformer. Vous pourrez ainsi, accéder à un nouvel équilibre à l'intérieur de vous, ce qui, pour l'Âme, correspond à un nouvel état d'Évolution, donc de bien-être.

Ce regard d'Âme est juste et clair. Il est parfois dérangeant dans sa vérité, car il n'est pas aveuglé par les voiles de l'illusion. Il vous montre sans détour, tout ce que vous n'avez pas envie de voir de vous, de votre existence, de l'Autre et vous demande de prendre la responsabilité, d'accepter d'être et de vivre dans sa réalité sans fard. A son contact, votre mémoire se déverrouille peu à peu et vous redonne l'accès à toute son étendue.

Vous vous ralliez à cette Conscience d'être et d'avoir été une Émanation Divine en Évolution dans la matière, en incluant évidemment, tous les corps que vous avez eus et toutes les existences qui ont été les vôtres.

Vous réalisez également, que vous avez posé et déposé à maintes reprises, votre empreinte angélique sur la Terre-Mère et que vous ne pouvez plus avoir le même regard, sur vous, sur l'Autre et sur Celle qui vous a porté et offert tant de fois son hospitalité.

Vous ôtez enfin de vos épaules, le lourd fardeau de la fatalité et vous inspirez à nouveau, le Souffle subtil et pénétrant de votre Dimension Sacrée, qui anime votre Présence d'ici et maintenant.

Lorsque vous êtes dans cette vision d'Âme, vous comprenez en outre, que tous vos parcours d'Évolution ont eu un sens et qu'ils n'ont jamais été dans la destruction.

A ce sujet, Maître Christ m'a redonné ce Message :

« Belles Âmes, je viens vous parler de ce que vous appelez « destruction ». Pouvez-vous réellement croire qu'une Âme ayant tant désiré tout ce cycle d'incarnations, pour amplifier et exprimer dans la matière, toute l'étendue d'Amour qui était le sien, puisse être dans la destruction ?

Chaque Âme qui s'est incarnée et qui a pris un corps, une identité, est venue pour évoluer et parfaire son Évolution. Il n'y a jamais eu de destruction, cela fait encore partie de votre regard limitatif. Votre Évolution a toujours été et est encore une succession de marches qui vous sont nécessaires, afin d'aller au plus profond de votre inconscient, pour y retrouver en Conscience votre Lumière.

Dans ce regard d'Âme il n'y a jamais eu de mauvais choix, tout a été expérimentation. Tous les choix que vous avez faits dans l'inconscience de votre personnalité, au moment où vous les avez faits, ont été justes et bons pour vous, en fonction de vos taux vibratoires du moment. Ils étaient tout simplement à vivre et à expérimenter.

Sachez, que vous avez, toutes et tous, suivi un plan de route, un plan d'Évolution, qui vous a permis d'oublier Qui Vous Étiez. Il vous a également offert cette belle opportunité de recontacter en vous, cette belle qualité d'humilité, qui vous a été indispensable, afin de le reconnaître. Il n'y a aucune honte à avoir reconnu s'être perdu et d'avoir accepté de se retrouver. Pour s'être retrouvé, il faut avoir reconnu s'être perdu ! Vous vous êtes apporté le plus beau des cadeaux, vous avez accepté de vous aider à vous retrouver. »

Quel que soit le Chemin de Vie et les expériences de vie, ce regard d'Âme ne perçoit que l'Évolution. Il vous ouvre les yeux et vous fait constater avec netteté, qu'il n'est plus du tout judicieux, qu'il est même aberrant, de continuer à juger votre comportement ou celui de l'autre ou d'argumenter sans fin, votre vision des choses, afin que l'extérieur adopte enfin, vos points de vue.

Tel un Ange penché sur votre épaule, Il vous murmure tout simplement à l'oreille :

« C'est toi que tu juges ! C'est toi que tu critiques ! C'est toi que tu essayes de persuader à tout prix ! Comprends qu'à chaque fois que tu as envie ou que tu t'efforces de changer un individu, c'est toi-même que tu cherches à changer, corriger, modifier. Cette personne est là près de toi, afin de te montrer à quel point tu ne t'acceptes pas tel que tu es. Elle te fait part, également, d'un appel intérieur qui vient du plus profond de toi et qui désire sincèrement s'améliorer et se bonifier. Sache que le jugement est une critique, une sentence qui condamne l'Être Humain à l'oubli permanent de Qui Il Est. Accepte l'Autre, Accepte-toi et cesse de te faire souffrir continuellement. »

Ce regard, vous aide à rester dans cette Conscience de « J'ai une Âme, mais Je Suis, ici et maintenant, Une Âme ». Ce « Je Suis » est relié au verbe Être, mais également au verbe Suivre, ce qui symboliquement en revient à vous dire « Je Suis une Âme et Je Suis mon Chemin d'Âme ».

En recontactant votre Âme au cœur de vous-même, vous réintégrez cette flagrance, ce bien fondé, qu'une émanation d'Elle s'incarne avec vous, en vous et qu'Elle vit chaque instant, chaque compréhension, chaque choix, chaque pas, que vous faites dans votre existence. Vous réalisez alors que votre Âme, accepte et désire profondément l'incarnation, afin de continuer sa propre Évolution, grâce à toutes les expériences de vie que vous traversez ensemble.

En retrouvant ce lien conscient, vous vous souvenez de votre Centre, de votre propre appartenance à votre Qui Je Suis et vous Êtes non seulement avec Elle, mais vous Êtes enfin Elle.

Lorsque vous reconnaissez l'Âme que vous portez en vous et que vous la reliez consciemment à Celle qui est sur les Plans Subtils, leur Fusion devient une réalité et vous pouvez savourer cette délicieuse cohésion, dans tous les domaines de votre vie.

Ce regard d'Âme est un moteur exceptionnel. Il est un nouvel élan de Vie, d'envie, qui redevient palpable à l'intérieur de vous. En tant qu'être humain, vous savez que vous êtes en vie, mais lorsque vous le recontacter en vous, vous avez à nouveau accès à votre Énergie de Vie, qui décuple en vous l'amour, la fluidité, le bien-être et vous fait ressentir les réelles pulsations de votre cœur.

Grâce à Lui, vous ne pouvez plus regarder le monde extérieur ainsi que vous-même, dans ce regard restrictif de la personnalité. Cette vue intensifiée en vous, vous permet d'accroître vos capacités intérieures. Vous comprenez plus vite, vous intégrez plus vite et vous transformez plus vite, afin de devenir vraiment des Êtres Éveillés dans la matière.

Il vous permet de ressentir en vous, comme une évidence, ce qui est juste et bon pour vous. Lorsque cela est chose faite, vous avez la responsabilité de mettre en pratique cette révélation, au sein de votre existence. Cela vous demande de chercher et de trouver en vous, cette force de volonté d'agir, pour vous et pour votre vie.

Être relié à votre regard d'Âme, c'est avant tout penser à votre bien-être et prendre des initiatives appropriées, pour votre épanouissement. C'est vous faire ce beau cadeau, d'apprendre de votre vie et de vous accorder le droit de connaître, de vivre, tout ce que vous avez à assimiler par vous-même, tout en donnant l'opportunité à l'Autre de faire de même.

En vous émancipant vous-même, vous libérez également l'Autre. Vous avez toutes et tous vos propres Chemins d'Évolution, qui peuvent être compatibles les uns avec les autres, mais qui ne sont jamais identiques.

Il faut que vous vous serviez de votre vécu, pour qu'il devienne un appui sûr et stable. Lorsque vous faites un choix judicieux pour vous et qu'il porte ses fruits, en vous apportant d'agréables satisfactions, il devient pour vous, une vérité qui est palpable. Cela doit vous renforcer dans cette évidence, que de continuer à vivre en reliaison avec votre regard d'Âme, vous conduit, jour après jour, vers votre meilleur. Vous devenez alors, solidaire de ce regard d'Âme.

Il vous relie à l'Énergie d'Amour Universel, qui circule en vous et autour de vous. Cette Puissance d'Amour en vous est si ample, qu'elle peut devenir destructrice, lorsqu'elle est ciblée sur une ou quelques personnes : « On dit souvent que l'on pourrait mourir d'aimer ou aimer à en mourir ». Dans cette exclusivité, cet Amour est emprisonné et fragmenté. Il a besoin d'être libre de toutes les appellations qui lui ont été données et qui ne sont pas les siennes. Il Est et se Nomme, Amour.

A cloisonner ainsi votre amour, à lui donner d'autres noms que le Sien, vous en êtes arrivé, à morceler son Immense Potentiel en vous et vous vous êtes coupé de votre véritable Puissance d'Aimer. Le regard d'Âme, vous aide à le libérer et à le laisser circuler à nouveau en vous, sans limitation et à alimenter et amplifier tous vos Paramètres intérieurs.

Cet Amour, guérit tous les maux que vous portez, c'est une Énergie de Guérison. C'est un baume qui peut soigner toutes les maladies qui sont les vôtres, qu'elles soient physiques ou émotionnelles. Cet Amour porte une intensité, une profondeur que vous ne trouvez pas dans la passion, car celle-ci est encore reliée à l'exclusivité de vos sentiments. Comme vous l'avez lu dans les pages précédentes, ceux-ci sont reliés à des dépendances affectives, qui vous emportent très souvent dans les tourments des ressentiments.

L'Autre, vient vous offrir, le beau cadeau de réveiller et de recontacter cette Puissance, cette ampleur d'Amour que vous portez en vous. L'Autre ne fait pas naître cette Flamme en vous, mais il la réanime. Vous pouvez dans cette conscience, délivrer cet Amour de cette information restrictive : que seule cette personne, peut vous faire éprouver un tel engouement. Celui-ci, se diffuse quel que soit l'être que vous aurez en face de vous. Tout au long de vos incarnations, vous avez aimé un nombre incalculable d'êtres, avec cette Ardeur là.

Il n'y a pas de plus fort et plus bel Amour, que celui qui est dans la liberté de soi et de l'Autre. Il est comme le soleil, il rayonne et diffuse en globalité sa chaleur, tout simplement. Il Est, toutes les formes d'affection que vous connaissez : Il peut être amoureux, amical, parental etc... Il est relié à votre Énergie de Vie et à vos deux Énergies Féminine et Masculine, Il Est Vous, Vous qui êtes à l'Origine des Êtres d'Amour.

Votre Âme vous a donné la vie dans cet espace de Plénitude et de Béatitude intense. Lorsque vous êtes relié en conscience avec Elle, vous pouvez recontacter d'où vous êtes issu et ce que vous portez réellement en vous.

Grâce à la compréhension de ce Travail d'Accueil, vous ne pouvez plus laisser se répandre, en vous cette information, que l'Autre est synonyme de souffrance, puisqu'il est tout comme vous, une Âme en Évolution dans la matière. Cette vision intensifiée vous remet toutes et tous sur le même pied d'égalité. Cela vous permet d'accepter vraiment les différences de l'Autre, pas seulement dans la tolérance, qui est juste tolérer, mais dans cet Amour-Compréhension, qui est réellement l'Acceptation.

Vous comprenez et acceptez en toute quiétude, que l'Autre ne porte plus à bouts de bras, la responsabilité de votre bonheur ou de votre malheur. Vous reprenez en toute sécurité, les rênes de votre destinée et vous savez en toute bonne foi, que vous êtes les seuls Maîtres à votre bord.

Ce Travail d'Accueil vous apporte sur un plateau, les réponses à vos joies et à vos larmes. Au moment où vous avez compris que l'Autre, vient seulement vous montrer, ce que vous avez besoin de voir, de pacifier en vous et que cela est chose faite, il n'a plus aucune raison de vous le montrer ou de vous le faire vivre. Vous retrouvez en vous une objectivité, qui vous permet de vivre à nouveau, dans la douce clarté de ce que vous êtes l'un et l'autre véritablement.

Lorsque vous retrouvez l'Autre dans la matière avec cette Conscience d'Âme, votre Évolution réciproque devient une confirmation logique et claire. Vous êtes conscient du rééquilibrage, que vous faites ensemble et de l'opportunité qui vous est offerte à chacun, de transformer toutes vos mémoires anciennes, en leur redonnant cette information, de Qui vous êtes et de Qui elles sont en réalité.

Ce regard d'Âme, vous permet d'être dans une belle introspection vis à vis de vous et également vis à vis de l'Autre, de sa façon d'être, de ses actions. Vous savez au fond de vous, que vous avez Tout vécu avec l'Autre et cette acceptation profonde, vous permet de démêler facilement, certains fils, qui étaient jusqu'alors bien emmêlés.

Prenez l'exemple d'une personne qui vous agace profondément aujourd'hui. Grâce à votre nouveau regard, vous pouvez très vite vous dire : « Cette personne, je l'ai déjà rencontrée dans d'autres vies et forcément je l'ai aimée, appréciée et elle devait me correspondre à cette époque. Alors qu'importe si aujourd'hui nous sommes différents, hier, nous nous sommes aimés et cela est une réalité. »

Cette intériorisation, ne va peut-être pas réinstaller entre vous des liens d'amitié ou autres, mais elle va vous aider à aplanir, voire effacer tous les ressentiments que vous portiez vis à vis de l'Autre. Il est important de ne pas oublier, que lorsque vous faites le Travail d'Accueil, vous le faites avant tout, pour vous-même, afin de réharmoniser vos conflits et vos dualités intérieurs.

L'Autre, tout comme vous, est Maître de ses choix et dans ce regard d'Âme, la plus belle preuve d'Amour que vous puissiez lui apporter, est de le laisser être qui il est, et ce, de toutes les façons qu'il aura jugé bon d'être, pour sa propre Évolution.

Cela vous apporte une Belle Dimension Intérieure, qui vous ouvre la porte de votre Quintessence, votre Essence Divine, cette partie de vous-même qui est la plus précieuse. Celle-ci vous permet de retrouver votre liberté d'aimer l'Autre et vous-même sans aucune condition.

Le lâcher prise, la clé de voûte du SOI

L'Accompagnement de soi, grâce au SOI, vous fait redécouvrir ce bien fondé, que Tous les Êtres Incarnés, sont liés dans ce regard d'Âme et dans cet effet miroir, qu'ils sont les Uns pour les Autres.

Il met ainsi en lumière, que vous êtes bel et bien concerné par tout ce que l'Autre vous montre de vous. Mais il lève également le voile d'illusion, concernant le Chemin de Vie de l'Autre, dont vous n'avez jamais été et ne serez jamais responsable. Il vous permet, de ce fait, de lâcher prise avec ce lourd fardeau.

Cela nous amène à appréhender un des nombreux visages du lâcher prise. En ce qui me concerne, faire le Travail d'Accueil et être dans le regard d'Âme, sans être dans le lâcher prise n'est qu'une illusion. Il en est tout simplement la pierre d'angle.

Le lâcher prise en tant que définition, est un moyen de libération psychologique, qui consiste à se détacher du vouloir maîtriser. Dans l'Accompagnement de soi, grâce au SOI, le lâcher prise, se recontacte dans cette Conscience et cette Confiance de Qui Vous Êtes. Il vous permet d'accueillir et de vivre chaque instant de votre existence, sans crainte, sans jugement, dans la reconnaissance et l'amour.

Sa présence en vous, vous aide également à ne plus condamner les choix, la vision, ni les actes de l'Autre, mais à accéder à cette précieuse clairvoyance, qu'il a choisi son propre Chemin d'Évolution et qu'il est, seul, responsable de son parcours. Vous acceptez ainsi, que le dénouement pour l'Autre ne dépende pas de vous et que vous n'avez aucune influence majeur sur sa vie.

Vous le laissez donc vivre ses expériences et devenir le propre observateur de ses choix et de ses comportements. Ce qui lui donnera l'opportunité, de vraiment se rendre compte de leurs portées et de les modifier, s'il tel est son désir. Il aura ainsi, tout comme vous, le loisir d'apprendre par lui-même et d'évoluer grâce à ses propres leçons de vie.

Vous ne faites plus à la place de l'Autre, vous n'essayez plus, de lui faire entendre, ni admettre à tout prix, ce que vous avez déjà compris et testé sur vous-même. Vous savez pertinemment, que vos vouloirs débouchent inévitablement, sur une ingérence vis à vis de son Chemin de Vie.

Vous êtes réellement dans l'accompagnement dont l'Autre a besoin. Vous devenez cette présence, cette oreille attentive, qui peut parfois, dans cet espace d'échanges et de partages, l'aider à mieux comprendre et cerner ses problématiques, mais qui lui dit : « Quoi qu'il puisse se passer, je serai là près de toi et je te soutiendrai. Mais à aucun moment, je n'essayerai de changer, ni de modifier ce que tu es en train de vivre. Car tes expériences, si douloureuses soient-elles parfois, ont leur raison d'être et elles te sont utiles pour grandir et mûrir. »

Vous savez intiment, que vous ne pouvez plus être le sauveur de l'Autre, ni lui servir de béquille et encore moins être sa bouée de sauvetage. Vous ressentez cette évidence, qu'il lui est nécessaire, voir essentiel de retrouver sa liberté d'être et d'agir afin qu'il puisse de son plein gré, marcher et nager grâce à sa propre volonté !

Vous l'avez perçu, ressenti, dans l'Accompagnement de soi, grâce au SOI, le lâcher prise est la réalité de la compréhension du Travail d'Accueil et de la Présence de ce regard d'Âme en vous. Lorsque vous êtes en total accord avec Eux, les Choix

Conscients deviennent dans votre vie, une très belle concrétisation de cet Accompagnement.

Les Choix Conscients

Ce regard d'Âme en vous, éclaire votre vie, vos choix, d'un œil limpide et dénué d'illusion. Votre vision est exacerbée et vous vous rendez à l'évidence que vous ne pouvez plus vous enfermer éternellement, dans une situation qui vous fait souffrir sans cesse et qui ne vous fait plus évoluer.

Bien sûr, et cela nous l'avons déjà vu ensemble, votre Âme, met sur votre route, différentes expériences de vie, qui sont, pour vous fondamentales, afin de contrebalancer vos déséquilibres d'hier.

Dans cet Accompagnement de soi, grâce au SOI, vous retrouvez votre regard d'Âme, qui met en pleine lumière, tout ce que vous avez à voir et comprendre de vous, de l'Autre et de la situation. Lorsqu'un événement se produit vous savez intimement, qu'il n'est pas le fruit du hasard et qu'il vous offre l'opportunité d'en faire le tour en connaissance de cause. Votre regard d'Âme, vous apporte également toutes les clés nécessaires afin de ne plus être dans la fatalité de l'instant présent et de faire les bons choix, pour vous et votre bien-être.

Il vous dit : *« Ce n'est pas parce que ta vie met en face de toi une expérience, qu'elle est immuable et définitive. Celle-ci n'a plus lieu d'être maintenue et poursuivie, lorsqu'elle est comprise, rééquilibrée et transformée à l'intérieur de toi. Je t'aide à te positionner de toi à toi et à retrouver ta liberté d'être et d'agir en accord avec toi-même.*

Lorsque tu t'aperçois, que tu es sur la route de ta personnalité ou sur celle de l'Autre, crois-tu sincèrement que cela est synonyme d'Évolution Consciente ? Penses-tu réellement qu'il est nécessaire pour toi de continuer à souffrir consciemment, alors que tu as vu tout ce que tu avais à voir et compris tout ce que tu avais à comprendre ? A quoi cela va-t-il bien pouvoir te servir, de continuer à te meurtrir dans cette situation, si elle n'a plus rien à te montrer et à te faire comprendre ?»

Dans ces moments-là, votre regard d'Âme vous permet de ne plus subir l'événement et de vous libérer d'une situation, qui vous enchaîne à un état de victime. Il vous donne la faculté, de comprendre que vous avez, en vous, le pouvoir de changer votre direction de vie. A cet instant précis, vous avez la capacité de quitter vraiment la route de la personnalité et de prendre la décision d'être sur celle de l'Âme.

Vos choix sont les révélateurs de vos réelles envies ou de vos vouloirs. Ils vont déterminer sur quelle route vous vous trouvez. Sur votre route d'Âme, celle de votre personnalité, ou malencontreusement sur celle de l'Autre.

Vos choix sont symboliquement comparables à de la nourriture. En fonction du restaurant dans lequel vous allez prendre place et vous restaurer, les menus proposés seront différents. Bien évidemment, vous commencez à le comprendre, vos choix vont déterminer, l'enseigne de l'établissement, ainsi que les spécialités qui vous seront présentées.

Lorsque votre choix sera dicté par vos vouloirs, la satisfaction sera de courte durée et vous aurez très rapidement ce goût d'insatisfaction, qui viendra gâcher la saveur du plat que vous avez tant convoité.

Lorsque votre choix sera imposé par l'Autre, vous ne serez jamais satisfait car le plat que vous mangerez ne sera jamais à votre goût.

Par contre lorsque votre choix sera réellement pour vous et votre Évolution Consciente, vous serez à même de le déguster, de le savourer, car il sera comme par enchantement, votre plat préféré, à la température qui est la vôtre et assaisonné entièrement à votre goût.

Vos réelles envies, vont être des concrétisations qui vont alimenter et nourrir durablement tout votre être, car vous écoutez la voix de votre sagesse. Elles sont reliées à l'Âme qui dit : « J'ai envie d'être dans le bien-être, de le vivre et de m'épanouir grâce à lui. J'ai envie d'être dans la fluidité, qui me permet d'être dans le bonheur de vivre. »

Cela m'amène à vous parler de la permission d'être véritablement vous-même. Comme nous l'avons vu ensemble, votre personnalité vous a longtemps emprisonné dans un état de fatalité et de soumission vis à vis de La Vie. Elle vous a fait oublier que votre existence est un Cadeau et qu'en tant qu'Âme en Évolution sur la Terre, votre Héritage Divin est de recevoir et de profiter pleinement de tous ses bienfaits.

Vous pouvez enfin sortir de votre « je » de manipulation[*], lorsque vous retrouvez cette évidence, que la seule personne qui est réellement habilitée à vous rendre heureuse, c'est Vous ! Ainsi vous arrêtez de chercher à l'extérieur, ce que vous avez déjà à l'intérieur de vous : L'amour, le regard, l'aval, la reconnaissance, la valorisation etc...

---

[*] Cf : Le « je » de manipulation de l'ego page 23

Aujourd'hui, vous avez le droit de vous redonner la permission d'être enfin Vous. De vous libérer de vos carcans et de réapprendre à voler de vos propres ailes, en lâchant prise, avec tous vos vouloirs impulsifs, qui vous alourdissent et vous freinent considérablement. Vous avez le droit de vous affirmer, en vous autorisant à accueillir et à recevoir en toute conscience, la beauté et la magie de votre vie.

Dans cette nouvelle vision de vous-même, les bonnes questions vont jaillir d'elles-mêmes : « Est-ce que je fais ce choix pour moi ? Est-ce que je le fais par envie ou par obligation ? Est-ce que cela m'apporte réellement du plaisir de le faire ? Est-ce que je vis ma vie dans une réelle envie et dans le plaisir ou est-ce que je fais passer en priorité l'Autre, ses besoins, ses vouloirs ? »

Grâce à votre regard d'Âme, il vous sera facile de répondre à ces questions. Il vous sera juste nécessaire, d'être honnête et authentique avec vous-même et d'y répondre en toute franchise.

L'humour de soi, grâce au SOI

Vous avez pu vous rendre compte au fil des pages, que l'humour pointe souvent le bout de son nez, subtilement certes, mais il est là, telle une brise d'été, qui par sa simple présence, rafraîchit les mots et allège les maux.

L'humour est un échange et un partage authentique qui nourrit les rapports que vous entretenez avec vous, avec l'Autre. Il vous permet d'y voir plus clair dans une situation, de la dédramatiser et de la voir dans sa vraie réalité et non dans l'exagération débordante et envahissante de votre émotionnel.

Je parle, bien évidemment, du véritable humour, pas de la moquerie puérile qui cachée derrière une soi-disant répartie sarcastique, n'est qu'une critique, un jugement et une méchanceté gratuite. L'humour vrai fait pétiller votre cœur, il fait jaillir de votre rire, une cascade mélodieuse et scintillante, qui illumine vos yeux de mille feux de joie. Il vous galvanise de son air enchanté et vous transporte avec allégresse, au cœur même, de l'innocence de votre enfant intérieur.

L'humour est une expansion de votre joie et de toutes vos envies. Il revigore à profusion tous les Paramètres qui sont les vôtres. Il fait rire aux éclats l'enfant que vous avez été et que vous êtes encore au fond de vous. Il épanouit et fait rayonner la femme ou l'homme que vous êtes et il remplit de sa délicieuse chaleur, le regard et les attentions, que vous prodiguez en tant que parents.

Lorsque l'humour est présent, l'énergie circule abondamment dans tous ces Paramètres et il vous libère. Il est la plus belle façon de vous réconcilier avec votre Énergie de Guérison et d'accéder à l'Amour de vous.

L'Amour de soi, le Couronnement du SOI

L'Amour de soi est la concrétisation, l'apothéose, de tout cet Accompagnement de soi, grâce au SOI. Il est l'immense Don que vous vous faites de vous à vous, il est la cerise sur votre gâteau. Il vous réconcilie vraiment avec tout ce que Vous Êtes : Une personnalité et un regard d'Âme, qui dans cet espace, ne sont plus séparés et œuvrent ensemble, main dans la main, pour le bien de Votre Humanité. Oui, votre Humanité est bien celle que vous retrouvez, dans le regard de la personne que vous êtes aujourd'hui, qui est consciente de Tout ce qu'Elle Est en Réalité.

L'Amour de vous, vous transcende et vous permet enfin d'exister dans tout le potentiel qui est le vôtre. Il n'a aucune limite, il est ce vent qui circule librement de feuilles en feuilles, de lieux en lieux et qui ne peut jamais être emprisonné. Essayez donc de garder le vent captif, dans une boite ! Cela vous fait sourire ? Tant mieux, car cela vous prouve qu'une telle démarche est incongrue.

L'Amour de soi est un chemin qui peut vous paraître long et ardu, ce qui est parfois le cas, car les vieilles habitudes ont la dent dure.

Il vous demande de dépasser ce point de vue ou vous viviez selon tous les modes de fonctionnement restrictifs de votre personnalité. Il vous entraîne ensuite vers une nouvelle étape, qui est celle d'être conscient de votre Dimension d'Âme, tout en étant encore relié à certains de vos vouloirs. Tout ce parcours, vous permet d'arriver enfin, au sommet, qui est la découverte d'un autre horizon, cette cohabitation, cette belle alliance intentionnelle entre l'identité qui est la vôtre aujourd'hui et l'Âme que Vous Êtes de toute Éternité.

Ce point culminant, vous offre des vues imprenables et des paysages fantastiques qui, vous pouvez me croire, valent vraiment le détour. La vue panoramique que vous avez sur vous et sur votre existence, est comparable à un délicieux voyage de noces. Elle est la concrétisation, l'éclosion de toutes vos envies et l'aboutissement de cette Union merveilleuse de vous à Vous, qui donnent Vie, à toute votre quête de bien-être et de bonheur.

La Vie est une Fête, Célébrez-là. Elle est rythme et pulsation, Dansez-là. Elle est joie et réjouissance, Savourez-là. Elle est plaisir et allégresse alors Aimez-là !

Nous arrivons au terme de cette belle aventure et j'espère sincèrement, que mes mots vous ont fait voyager au Cœur de votre monde, qu'ils vous ont fait explorer vos terres connues et inconnues et qu'ils ont irisé vos yeux de vos mille et une couleurs.

Ce livre a été, pour moi, une délicieuse expérience, une incroyable opportunité de rendre hommage à mon Âme, aux Plans Subtils, à ma Vie et à mon identité d'aujourd'hui, sans lesquels je ne serais pas celle que Je Suis et qui a eu l'immense plaisir d'écrire ces lignes.

Véronique Marby

TABLE

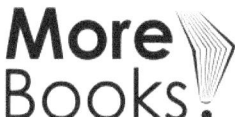
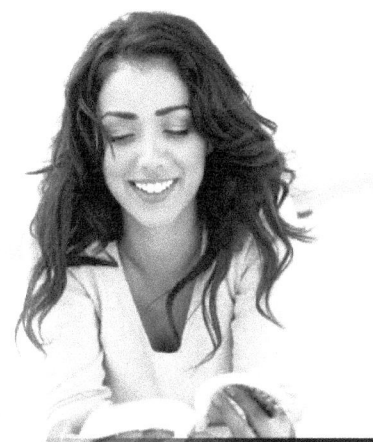
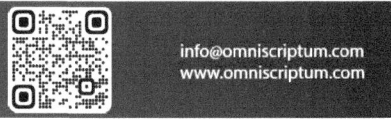

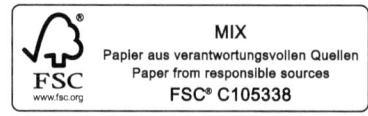